LA CIENCIA

DEL SUEÑO

DAVID SANDUA

La ciencia del sueño.
eBook & Paperback Edition.

"La cantidad de sueño que necesita una persona media es de cinco minutos más".

Wilson Mizner

ÍNDICE

11

INTRODUCCIÓN A LA CIENCIA DEL SUEÑO

La ciencia del sueño es un campo multidisciplinar que investiga las complejidades del Sueño y su impacto en el comportamiento y la cognición de la salud humana. Incluye una amplia gama de temas, como la neurociencia del sueño, la psicología de los trastornos del sueño y la fisiología del ciclo sueño-vigilia. Es crucial comprender los mecanismos y funciones del sueño, ya que desempeña un papel vital en nuestra salud general. La investigación en la ciencia del sueño ha demostrado que el sueño no es simplemente un estado pasivo de descanso, sino un proceso dinámico esencial para la consolidación de la memoria, la regulación emocional y la recuperación física. Al investigar el sueño descubrimos la intrincada interacción entre el cerebro, el cuerpo y el entorno que da forma a nuestro sueño nocturno.

DEFINICIÓN Y VISIÓN GENERAL DEL SUEÑO

El sueño es un estado mental y corporal que se repite de forma natural y se caracteriza por una alteración de la conciencia, una reducción de la actividad sensorial y una inhibición de las contracciones musculares voluntarias. El ciclo de sueño-vigilia está controlado por el ritmo circadiano, un reloj incorporado que alterna en ciclos de 24 horas entre el estado de alerta y la somnolencia. Hay dos tipos principales de sueño: el sueño de MOR y el sueño no MOR. El sueño REM se caracteriza por movimientos oculares rápidos, sueños vívidos y parálisis muscular, mientras que el sueño NO REM consta de cuatro etapas que difieren en la profundidad del sueño y la actividad cerebral. El sueño desempeña un papel crucial en la función cognitiva, la regulación emocional y la restauración física.

PERSPECTIVAS HISTÓRICAS DE LA INVESTIGACIÓN SOBRE EL SUEÑO

La investigación sobre el sueño tiene una rica perspectiva histórica que abarca siglos. Las civilizaciones antiguas, como la egipcia y la griega, reconocían la importancia del sueño y lo atribuían a poderes sobrenaturales y a la intervención divina. En la Edad Media, el sueño se asociaba a menudo con la inconsciencia y la vulnerabilidad, lo que provocó el temor a la posesión demoníaca durante el sueño. No fue hasta el siglo XIX cuando el estudio científico del sueño empezó a cobrar impulso con investigadores como Eugene Aserinsky y Nathaniel Kleitman, que hicieron descubrimientos revolucionarios sobre las distintas etapas del sueño y el papel del sueño REM en él. Con el tiempo, la investigación sobre el sueño ha seguido evolucionando gracias a los avances tecnológicos, que permiten realizar mediciones más precisas y comprender mejor las complejidades del sueño y su repercusión en la salud y el bienestar generales. A través de una lente histórica podemos comprender mejor los progresos realizados en la comprensión del misterioso reino del sueño y su profunda influencia en el comportamiento y la fisiología humanos.

OBJETIVOS DEL ENSAYO

Los objetivos de este ensayo son explorar los diversos procesos fisiológicos que tienen lugar durante el sueño, como la actividad cerebral, la regulación hormonal y la consolidación de la memoria. Además, pretendemos investigar el impacto de la privación de sueño en la función cognitiva, la regulación del estado de ánimo y la salud general. Esperamos arrojar luz sobre la importancia de un sueño adecuado para un bienestar físico y mental óptimo, comprendiendo mejor la ciencia que hay detrás del sueño. Actualmente nos centramos en investigar cómo influye el sueño en la vida cotidiana y en la salud en general, y también pretendemos ofrecer una visión general del sueño y sus efectos.

RITMOS BIOLÓGICOS

Los ritmos biológicos desempeñan un papel clave en el control de los patrones de sueño. El reloj interno o ritmo circadiano regula El ciclo sueño-vigilia influyendo en la producción de hormonas temperatura corporal y otros procesos fisiológicos. La melatonina es una hormona liberada en respuesta a la oscuridad por la glándula pineal y ayuda a indicar al cuerpo que es hora de dormir. Otros factores, como la edad, la genética y las elecciones de estilo de vida, también pueden influir en nuestros ritmos naturales y en la calidad del sueño. Comprender y respetar estos ritmos biológicos es esencial para una salud y un bienestar óptimos. Podemos mejorar la calidad de nuestro sueño y sentirnos más despiertos y frescos a lo largo del día alineando nuestro horario de sueño con el reloj natural de nuestro cuerpo.

LOS RITMOS CIRCADIANOS Y SU PAPEL EN EL SUEÑO

Nuestros cuerpos están sintonizados con un ciclo natural de sueño-vigilia también conocido como ritmos circadianos. Estos ritmos están controlados por un reloj interno del cerebro que regula cuándo nos sentimos somnolientos o alerta durante el día. Este reloj interno es sensible a las señales de luz y oscuridad, lo que ayuda a alinear nuestros patrones de sueño con el ciclo natural de la noche y el día. Cuando nuestros ritmos circadianos se alteran, por ejemplo por los cambios de trabajo o el desfase horario, pueden producirse trastornos del sueño y otros problemas de salud. Comprender y respetar nuestros ritmos circadianos es necesario para mantener una buena higiene del sueño y la salud en general. Podemos garantizar una mejor calidad del sueño y un bienestar general sincronizando nuestros patrones de sueño con los ritmos naturales de nuestro cuerpo.

EL NÚCLEO SUPRAQUIASMÁTICO Y LA REGULACIÓN DEL SUEÑO

El Núcleo Supraquiasmático (NSC), situado en el hipotálamo, se conoce como el sistema de relojería del cuerpo que regula los ritmos circadianos que rigen nuestro ciclo de sueño y vigilia. Este pequeño grupo de células recibe los fotorreceptores sensibles a la luz de la retina y transmite señales al cerebro sobre si es de día o de noche. En respuesta a estas señales, el NSC orquesta una serie de cambios fisiológicos como la secreción de hormonas como la melatonina para inducir la somnolencia o el cortisol para promover la vigilia. La desregulación del NSC puede provocar alteraciones en nuestros patrones de sueño, contribuyendo a trastornos como el insomnio o el trastorno afectivo estacional. Comprender el papel de la red reguladora del sueño es esencial para desarrollar tratamientos eficaces de los trastornos del sueño y mejorar el bienestar general.

IMPACTO DE LA LUZ EN LOS RITMOS CIRCADIANOS

El efecto de la luz sobre los ritmos circadianos ha sido un tema de interés para los investigadores del campo de la ciencia del sueño. La luz desempeña un papel crucial en la regulación del reloj corporal interno, también conocido como ritmo circadiano. La exposición a la luz azul puede indicar a nuestro cuerpo que es hora de despertarse y estar alerta. Por eso se recomienda exponerse por la mañana a la luz natural para ayudar a ajustar el reloj interno del cuerpo. En cambio, la exposición a la luz artificial, sobre todo por la noche, puede alterar la producción de melatonina, la hormona que indica a nuestro cuerpo que es hora de dormir. Esta alteración puede provocar dificultades para conciliar el sueño e incluso contribuir a trastornos del sueño como el insomnio. Comprender el impacto de la luz en los ritmos circadianos puede ayudarnos a tomar decisiones informadas sobre nuestra exposición a la luz y a optimizar nuestro ciclo sueño-vigilia para mejorar la salud y el bienestar general.

NEUROQUÍMICA DEL SUEÑO

Los investigadores identificaron varios neurotransmisores y hormonas que desempeñan un papel crucial en la neuroquímica del sueño. La adenosina es un neurotransmisor que se acumula a lo largo del día en el cerebro y favorece el sueño inhibiendo las neuronas que promueven la vigilia. Neurotransmisores como la dopamina y la norepinefrina intervienen en el mantenimiento de la vigilia y el estado de alerta. La melatonina, en respuesta a la oscuridad, regula el ciclo del sueño. Estos procesos neuroquímicos interactúan de forma compleja para orquestar el delicado equilibrio entre el sueño y la vigilia, poniendo de relieve la naturaleza compleja del control cerebral de nuestros patrones de sueño.

NEUROTRANSMISORES IMPLICADOS EN LOS CICLOS DE SUEÑO-VIGILIA

Uno de los aspectos clave del ciclo sueño-vigilia es el papel de los neurotransmisores en la regulación de este proceso fisiológico esencial. Varios neurotransmisores se consideran fundamentales en la transición entre el sueño y la vigilia. El neurotransmisor acetilcolina está implicado en el fomento de la vigilia, mientras que la serotonina y la norepinefrina mantienen la excitación y el estado de alerta. El neurotransmisor ácido gamma-aminobutírico (AGA) ayuda a inducir y mantener el sueño inhibiendo la actividad neuronal en el cerebro. También la hormona melatonina de la glándula pineal ayuda a regular el ciclo sueño-vigilia, promoviendo la somnolencia cuando sus niveles aumentan por la noche. La intrincada interacción entre estos neurotransmisores y hormonas pone de relieve la compleja naturaleza del ciclo sueño-vigilia y subraya la importancia de comprender las bases neurobiológicas del sueño.

EL PAPEL DE LA MELATONINA EN LA INDUCCIÓN DEL SUEÑO

Uno de los factores clave en la inducción del sueño es la melatonina. La melatonina es producida en el cerebro por la glándula pineal y desempeña un papel clave en el ciclo sueño-vigilia del organismo. Cuando el sol se pone y cae la oscuridad, la glándula pineal libera melatonina en el torrente sanguíneo, indicando al cuerpo que es hora de dormir. Los niveles de melatonina alcanzan normalmente su máximo durante la noche y disminuyen gradualmente a medida que se acerca la mañana. La melatonina ayuda al cuerpo a prepararse para un sueño reparador, favoreciendo la relajación y reduciendo el estado de alerta. La investigación ha demostrado que la melatonina puede ser eficaz en el tratamiento del insomnio y otros trastornos del sueño, ayudando a regular el reloj interno del cuerpo y mejorando la calidad general del sueño.

EFECTOS DE LA CAFEÍNA Y OTROS ESTIMULANTES SOBRE EL SUEÑO

La cafeína y otros estimulantes tienen un impacto bien documentado sobre el sueño, con numerosos estudios que demuestran su capacidad para alterar el ciclo natural de sueño-vigilia del organismo. Se sabe, en particular, que la cafeína aumenta el estado de alerta y reduce el inicio del sueño al bloquear la acción de la adenosina, un neurotransmisor responsable del fomento del sueño. El resultado puede ser una dificultad para dormir, una menor duración total del sueño y una peor calidad del mismo. Además, el consumo de estimulantes, como las bebidas energéticas y determinados medicamentos, puede provocar un aumento del insomnio, despertares frecuentes a lo largo de la noche y una disminución del tiempo que se pasa en las fases del sueño. Los efectos de la cafeína y otros estimulantes sobre el sueño subrayan la importancia de la moderación y el consumo consciente para priorizar un entorno de sueño sano y reparador.

ARQUITECTURA DEL SUEÑO

Se refiere a la disposición y el patrón de las distintas fases del sueño a lo largo de la noche. El ciclo del sueño consiste en periodos alternos de sueño sin movimientos oculares rápidos (NO REM) y de sueño con movimientos oculares rápidos (REM). La arquitectura del sueño desempeña un papel crucial en la calidad general del sueño e influye en aspectos como la cognición, el estado de ánimo y la salud en general.

ETAPAS DEL SUEÑO: UNA VISIÓN GENERAL

Las etapas del sueño se dividen en dos categorías principales: sueño REM (movimiento ocular rápido) y sueño NO REM. El sueño REM es la etapa del sueño que se asocia con una mayor actividad cerebral movimientos oculares y parálisis muscular. Cada etapa del sueño desempeña un papel crucial en la salud y el bienestar generales de una persona. El sueño NO REM puede dividirse a su vez en tres etapas, cada una de las cuales se caracteriza por diferentes ondas cerebrales y niveles de conciencia. La etapa 1 es una etapa de sueño ligero en la que la mente se aleja de la conciencia y entra y sale de ella. Es una transición entre la vigilia y el sueño en la que el individuo puede experimentar una deriva entre conciencia y conciencia. La etapa 2 es una etapa de sueño profundo en la que el cuerpo se prepara para el sueño profundo. Se caracteriza por un sueño ligero y es la etapa más frecuente por la noche La etapa 3 son las etapas del sueño profundo en las que el cuerpo regenera y repara los tejidos. El sueño profundo, también conocido como sueño de ondas lentas, en el que el cuerpo repara y regenera los tejidos, construye huesos y músculos y fortalece el sistema inmunitario. El sueño REM es cuando se produce la mayor parte del sueño y se asocia con el procesamiento cognitivo y la consolidación de la memoria.

CARACTERÍSTICAS DEL SUEÑO NO REM

El sueño NO REM (Movimiento Ocular No Rápido) se caracteriza por tres etapas, cada una con características y actividad cerebral distintivas. La etapa 1 es la transición del sueño a la vigilia, que suele durar sólo unos minutos. Durante esta etapa del sueño ligero el cerebro genera ondas Alfa y Theta. La etapa 2 es un sueño más profundo caracterizado por ondas cerebrales más lentas que alternan ráfagas de actividad cerebral rápida conocidas como husos del sueño y complejos K o ráfagas cortas de alta. La etapa 3, conocida como sueño de ondas lentas, es la etapa más profunda del sueño NO REM, cuando el cerebro produce ondas Delta. Durante estas etapas el cuerpo experimenta importantes procesos fisiológicos, como la reparación de tejidos y la liberación de la hormona del crecimiento. A medida que avanza la noche, las personas pasan menos tiempo en las fases más profundas del sueño NO REM y más tiempo en el sueño REM.

RASGOS DISTINTIVOS DEL SUEÑO REM

Uno de los rasgos distintivos del sueño REM es la presencia de movimientos oculares rápidos que dan nombre a esta fase del sueño. Durante el sueño REM, los ojos se mueven rápidamente bajo los párpados. El sueño REM también incluye una actividad neuronal que se asemeja a la observada en periodos de mayor alerta. Se cree que esta elevada actividad neuronal es responsable de los sueños intensos que se experimentan durante el sueño REM. Otro aspecto único del sueño REM es la parálisis temporal de los músculos voluntarios del cuerpo, que impide que el individuo lleve a cabo sus sueños y pueda causarse daño a sí mismo o a los demás. Estos rasgos distintivos del sueño REM ponen de relieve la naturaleza compleja y dinámica del ciclo del sueño y destacan la importancia de esta etapa para promover el bienestar cognitivo y emocional.

LOS CICLOS DEL SUEÑO A LO LARGO DE LA NOCHE

Para la salud y el bienestar los ciclos de sueño durante la noche son cruciales. Durante la noche el adulto medio pasa por entre cuatro y seis ciclos de sueño de 90 minutos, cada uno de los cuales consta de varias etapas de sueño. Estas etapas incluyen el sueño ligero, el sueño profundo y el sueño REM, y cada etapa desempeña un papel único en los procesos de rejuvenecimiento y restauración del organismo. El cuerpo se mueve a través de estos ciclos siguiendo un patrón específico a lo largo de la noche, siendo cada ciclo progresivamente más largo en la fase REM. Este patrón es esencial para que el organismo cumpla funciones esenciales como la consolidación de la memoria, la regulación hormonal y la reparación celular. Si comprendemos nuestros ciclos de sueño y los optimizamos, podemos mejorar nuestras funciones cognitivas, nuestro estado de ánimo y nuestra salud física.

PROGRESIÓN DE LAS FASES DEL SUEÑO

A medida que avanza la noche, la progresión de las fases del sueño continúa en un ciclo. Tras caer en las fases iniciales del sueño NO REM, el cuerpo pasa a fases más profundas en las que las ondas cerebrales se ralentizan y los músculos se relajan. Es entonces cuando el cuerpo experimenta otros procesos reparadores, como la reparación de los tejidos y la liberación de la hormona del crecimiento. Tras esta fase de sueño profundo, el cuerpo entra en el sueño REM, caracterizado por sueños vívidos y una mayor actividad cerebral. Durante el sueño REM, el cerebro consolida los recuerdos y procesa las emociones, por lo que es esencial para la función cognitiva y el bienestar emocional. Este ciclo de etapas de sueño NO REM y REM se repite a lo largo de la noche y cada ciclo dura unos 90 minutos. El desarrollo de las etapas del sueño es esencial para la salud y el funcionamiento generales, ya que las alteraciones de este ciclo pueden provocar problemas como fatiga, trastornos cognitivos y alteraciones del estado de ánimo.

DURACIÓN Y FRECUENCIA DE LOS CICLOS DE SUEÑO

La duración y la frecuencia de los ciclos de sueño desempeñan un papel crucial en la determinación de la calidad general del sueño. Los ciclos de sueño suelen durar 90 minutos e incluyen fases de MOR y otras que no lo son. Durante la noche pasamos por muchas etapas de sueño diferentes. La duración de cada fase de un ciclo puede variar: generalmente pasamos más tiempo en las fases profundas del sueño NO REM durante la primera mitad de la noche y más tiempo en el sueño REM durante la segunda mitad. Este patrón cíclico es esencial para que el cerebro descanse y se recargue adecuadamente, ya que las distintas etapas del sueño cumplen funciones diferentes, como la consolidación de la memoria y el procesamiento emocional. Por tanto, garantizar una duración y frecuencia adecuadas de estos ciclos de sueño es vital para nuestro bienestar general y nuestra función cognitiva.

VARIACIONES EN LOS PATRONES DE SUEÑO

Las variaciones en los patrones de sueño pueden deberse a diversos factores, como la genética, la edad y el estilo de vida. Algunos individuos pueden tener una predisposición genética a ser búhos matutinos o madrugadores, lo que puede dar lugar a diferencias en el momento en que se sienten más alerta y despiertos. A medida que la gente envejece, sus patrones de sueño tienden a cambiar, y los adultos mayores experimentan un sueño fragmentado y una mayor frecuencia de siestas durante el día. Además, las elecciones de estilo de vida, como el consumo de cafeína, los horarios de sueño irregulares y el tiempo de pantalla antes de acostarse, pueden influir en la calidad y duración del sueño. Comprender los distintos factores que contribuyen a las variaciones en los patrones de sueño puede ayudar a las personas a tomar decisiones informadas sobre sus hábitos de sueño y su bienestar general.

GENÉTICA

La genética desempeña un papel crucial a la hora de determinar los patrones de sueño del individuo y la calidad general del sueño. Ciertas variaciones genéticas se han relacionado con trastornos como el trastorno del sueño narcolepsia y el síndrome de las piernas inquietas. Los factores genéticos pueden influir en la rapidez con que una persona se queda dormida, el tiempo que duerme y la calidad general del sueño. Las personas con una mutación genética en el gen PER3 pueden tener más probabilidades de desarrollar el síndrome de la fase retardada del sueño, un trastorno caracterizado por un retraso en el inicio del sueño y la vigilia. Comprender el papel de la genética en el sueño podría ayudar a los investigadores a desarrollar enfoques más personalizados para diagnosticar y tratar los trastornos del sueño, mejorando en última instancia la calidad de vida de los afectados.

FACTORES GENÉTICOS QUE INFLUYEN EN LA DURACIÓN Y LA CALIDAD DEL SUEÑO

Los factores genéticos desempeñan un papel importante a la hora de determinar la calidad del sueño de un individuo. Los estudios han demostrado que varios genes intervienen en la regulación de los ritmos circadianos, el reloj interno del cuerpo que regula los ciclos de sueño y vigilia. Las variaciones en el gen PER3 se han asociado a distintos patrones de sueño, ya que algunos individuos necesitan dormir más o menos que otros. Además, las mutaciones en genes relacionados con neurotransmisores como la dopamina y la serotonina pueden afectar a la rapidez con la que una persona se duerme y a la calidad general del sueño. Comprender estos factores genéticos puede ayudar a los investigadores a desarrollar enfoques personalizados para mejorar la salud del sueño, como intervenciones específicas o tratamientos adaptados a la composición genética de un individuo. Discernir la compleja interacción entre la genética y el sueño puede aportar nuevos conocimientos sobre cómo optimizar la duración y la calidad del sueño para mejorar la salud y el bienestar generales.

HEREDABILIDAD DE LOS TRASTORNOS DEL SUEÑO

Es bien sabido que los trastornos del sueño tienen un componente hereditario en el campo de la investigación del sueño. Los estudios sobre gemelos han demostrado que los factores genéticos desempeñan un papel importante a la hora de determinar la susceptibilidad de un individuo a ciertos trastornos del sueño, como la narcolepsia y el insomnio. Un estudio de la Academia Americana de Medicina del Sueño descubrió que las personas con antecedentes familiares de insomnio tenían un trastorno más pronunciado. Los investigadores también han identificado ciertos marcadores genéticos asociados a un mayor riesgo de desarrollar la enfermedad. Estos hallazgos sugieren que la genética puede ser la clave para comprender por qué algunos individuos experimentan más trastornos del sueño que otros. Los investigadores esperan mejorar el tratamiento y la intervención para las personas que sufren trastornos del sueño, desentrañando la base genética de los trastornos del sueño.

VÍNCULOS GENÉTICOS CON LOS TRASTORNOS DEL RITMO CIRCADIANO

Los trastornos del ritmo circadiano se han estudiado y caracterizado por tener un componente genético durante muchas décadas. La investigación ha demostrado que determinadas mutaciones en el genoma humano pueden cambiar el reloj interno de una persona, provocando una alteración de su ciclo de sueño-vigilia. Un raro trastorno genético conocido como Síndrome Familiar de la Fase Avanzada del Sueño (FASPS) se ha relacionado con mutaciones en genes que regulan el ritmo circadiano. Del mismo modo, se han asociado otras variaciones genéticas con el Síndrome de la Fase de Sueño Retrasada (DSPS) y el Síndrome de Privación del Sueño sin 24 horas. Comprender las bases genéticas de estos trastornos del ritmo circadiano puede aportar información valiosa sobre posibles tratamientos e intervenciones para las personas afectadas. La investigación sobre el vínculo genético con los trastornos del ritmo circadiano conducirá probablemente a avances en la medicina personalizada y las terapias de precisión para quienes luchan contra los trastornos del sueño.

EL SUEÑO A LO LARGO DE LA VIDA

A medida que pasamos por distintas fases de nuestra vida, también cambian nuestros patrones y necesidades de sueño. Los niños pasan la mayor parte del tiempo durmiendo hasta 16 horas al día, ya que sus cuerpos y cerebros se desarrollan rápidamente. A medida que nos hacemos mayores, nuestro tiempo total de sueño disminuye gradualmente y los adultos suelen necesitar entre 7 y 9 horas de sueño cada noche. Sin embargo, la calidad del sueño también puede fluctuar a lo largo de la vida: los adolescentes suelen tener dificultades para dormir lo suficiente debido a los cambios biológicos que afectan a sus ritmos circadianos. Los adultos mayores pueden experimentar cambios en los patrones de sueño debido a afecciones médicas, efectos secundarios de la medicación u otros factores relacionados con la edad. Comprender cómo evolucionan los patrones de sueño a lo largo de la vida es esencial para promover hábitos de sueño saludables y abordar los problemas relacionados con el sueño en las distintas etapas de la vida.

PATRONES DE SUEÑO EN LA INFANCIA Y LA NIÑEZ

Los patrones de sueño experimentan cambios significativos en los niños Durante la lactancia y la primera infancia, a medida que pasan de ciclos irregulares de sueño-vigilia a rutinas de sueño más estructuradas. Los recién nacidos duermen entre 16 y 18 horas al día, con ciclos de sueño de pocas horas de duración. A medida que crecen, los bebés consolidan gradualmente el sueño en tramos más largos por la noche y sesiones de siesta más cortas durante el día. A los tres años suelen necesitar entre 11 y 12 horas de sueño cada noche. Estos cambios en los patrones de sueño están influidos tanto por factores biológicos, como los cambios en el desarrollo y la maduración del cerebro, como por factores ambientales, como las prácticas de sueño de los padres y las rutinas a la hora de acostarse. Comprender el desarrollo de los patrones de sueño es crucial para promover hábitos de sueño saludables y garantizar un crecimiento y desarrollo óptimos en los niños pequeños.

CAMBIOS EN EL SUEÑO DURANTE LA ADOLESCENCIA

Durante la adolescencia se producen cambios significativos en los patrones y las necesidades de sueño. Los adolescentes experimentan un retraso en su ritmo circadiano que suele hacer que se sientan más despiertos por la noche y somnolientos por la mañana. Este cambio en el ciclo del sueño está influido por los cambios hormonales durante la pubertad, así como por factores del estilo de vida, como el aumento del tiempo frente a la pantalla y las exigencias académicas. Como resultado, muchos adolescentes tienen dificultades para dormir las 8-10 horas recomendadas por noche, lo que provoca problemas de sueño, como somnolencia diurna, bajo rendimiento académico y alteraciones del estado de ánimo. Es importante que los adolescentes den prioridad a unos hábitos de sueño saludables, como mantener una rutina constante a la hora de acostarse y limitar la exposición a actividades estimulantes antes de dormir, para favorecer su bienestar físico y mental durante esta etapa crucial.

EL SUEÑO EN LAS PERSONAS MAYORES: RETOS Y CAMBIOS

A medida que las personas envejecen, a menudo experimentan cambios en sus patrones de sueño y se enfrentan a retos únicos a la hora de conseguir un buen descanso nocturno. A los ancianos les cuesta más dormirse y permanecer dormidos que a los adultos más jóvenes. Esto puede atribuirse a diversos factores, como los cambios en el ritmo circadiano, el mayor riesgo de padecer enfermedades que alteran el sueño y el consumo de fármacos que pueden interferir en la calidad del sueño. Además, los adultos mayores pueden despertarse con más frecuencia durante la noche y tener un sueño más ligero en general. Estos retos pueden tener un impacto significativo en la salud y el bienestar generales de la población anciana, ya que dormir bien es crucial para la función física y cognitiva. Es importante que los profesionales sanitarios sean conscientes de estos retos y trabajen con los ancianos para encontrar soluciones que puedan mejorar la calidad del sueño y la calidad de vida en general.

FUNCIÓN DEL SUEÑO

La función del sueño es un proceso complejo y esencial que desempeña un papel crucial en nuestra salud y bienestar generales. Durante el sueño nuestro cuerpo experimenta varios procesos fisiológicos y cognitivos que son necesarios para su correcto funcionamiento. Una de las funciones clave del sueño es permitir que nuestro cerebro consolide y procese la información del día, ayudando a mejorar la memoria y la función cognitiva. El sueño también desempeña un papel crucial en la regulación de nuestras hormonas del estado de ánimo y del sistema inmunitario. Si no dormimos lo suficiente, nuestro organismo puede sufrir una serie de efectos negativos para la salud, como trastornos cognitivos, alteraciones del estado de ánimo y un mayor riesgo de padecer enfermedades crónicas. Por tanto, centrarnos en mejorar la higiene del sueño y asegurarnos de que dormimos lo suficiente cada noche es esencial para la salud y el bienestar generales.

HIPÓTESIS DE RESTAURACIÓN Y REPARACIÓN

Una hipótesis que se ha respaldado para explicar la función del sueño es la Hipótesis de la Restauración y la Reparación. Según esta teoría, el cuerpo experimenta un proceso de recuperación durante el sueño que es esencial para mantener el equilibrio fisiológico. Nuestro cuerpo está sometido a diversas tensiones y desgastes a lo largo del día. El sueño da al cuerpo la oportunidad de reparar los tejidos dañados, reponer las reservas de energía y regular los procesos hormonales y metabólicos. Las pruebas que apoyan esta hipótesis incluyen el hecho de que ciertas hormonas del crecimiento se liberan durante el sueño y que se ha demostrado que la privación de sueño afecta a la función inmunitaria y al rendimiento cognitivo. La Hipótesis Restaurativa y Reparadora sugiere que el sueño no es sólo un periodo de inactividad, sino un proceso vital que permite al organismo recuperarse y optimizar su funcionamiento.

TEORÍA DE LA CONSERVACIÓN DE LA ENERGÍA

El concepto de la teoría de la conservación de la energía es uno de los factores clave para comprender la ciencia que hay detrás del sueño. Esta teoría sugiere que el sueño sirve para regular y conservar los niveles de energía del cuerpo. Cuando dormimos, nuestro metabolismo se ralentiza, lo que permite a nuestro cuerpo entrar en un estado de reposo y recuperación. Al reducir los niveles de actividad y el gasto energético durante el sueño, podemos mantener nuestras reservas de energía para el día siguiente. Esta teoría ayuda a explicar por qué el sueño desempeña un papel crítico en la conservación y restauración de la energía, ya que es un aspecto vital para mantener la salud y el bienestar generales.

PLASTICIDAD CEREBRAL Y CONSOLIDACIÓN DE LA MEMORIA

La investigación sobre la relación entre la plasticidad cerebral y la consolidación de la memoria ha aportado importantes conocimientos sobre los mecanismos subyacentes del aprendizaje y la memoria. La plasticidad cerebral se refiere a la capacidad del cerebro para adaptarse a nuevas experiencias de aprendizaje o de lesión reorganizándose a sí mismo. La consolidación de la memoria es el proceso mediante el cual la información recién adquirida se estabiliza y se almacena en la memoria a largo plazo. Los estudios han demostrado que el sueño desempeña un papel fundamental tanto en la plasticidad cerebral como en la consolidación de la memoria, ya que el cerebro experimenta cambios significativos durante las distintas fases del sueño. El cerebro desarrolla nuevas conexiones a lo largo del sueño y las integra con los conocimientos existentes, lo que en última instancia conduce a una mayor retención y recuperación de los recuerdos. Esta relación entre la plasticidad cerebral y la consolidación de la memoria pone de relieve la importancia de un sueño adecuado para mejorar el funcionamiento cognitivo y el rendimiento general de la memoria.

SUEÑO REM

Uno de los aspectos más fascinantes es el fenómeno del sueño que se produce durante la fase de MOR del ciclo del sueño. Cuando dormimos durante la fase REM, nuestro cerebro está activo y nuestros músculos relajados, lo que permite tener sueños vívidos y a menudo extraños. Se cree que soñar sirve para diversas funciones importantes, como procesar emociones y recuerdos, resolver problemas e incluso realizar interacciones sociales. Aunque todavía no se comprende del todo la finalidad precisa del sueño, la investigación ha demostrado que el sueño REM es crucial para nuestro bienestar general y nuestra salud mental. Otra cuestión significativa es la importancia de esta fase del ciclo del sueño.

TEORÍAS SOBRE LA FINALIDAD DEL SUEÑO

Hay muchas teorías que intentan explicar la finalidad de los sueños. Una hipótesis destacada es la teoría psicoanalítica propuesta por Sigmund Freud, que sugiere que los sueños sirven para que la mente inconsciente exprese deseos reprimidos. Otra teoría, conocida como teoría cognitiva, sostiene que los sueños son una forma que tiene el cerebro de procesar y consolidar recuerdos y emociones. La teoría de la activación propone que los sueños son el resultado de la actividad neuronal aleatoria del cerebro interpretada por la mente. Aunque estas teorías ofrecen distintas perspectivas sobre la finalidad de soñar, la función real de los sueños sigue siendo objeto de debate e investigación continuos en el campo de la psicología.

BASES NEUROBIOLÓGICAS DE LOS SUEÑOS

La base neurobiológica de los sueños es un campo de investigación complejo y fascinante en el campo de la ciencia del sueño. Se cree que los sueños se generan en el cerebro durante las fases de MOR del sueño, que se caracterizan por una gran actividad cerebral e imágenes mentales vívidas. Los estudios han demostrado que los lóbulos frontales del cerebro durante el sueño REM están menos activos, mientras que el sistema límbico, que regula las emociones y la memoria, está muy activado. Esto sugiere que los sueños pueden surgir de la integración de recuerdos almacenados, emociones y experiencias por parte del sistema límbico. Los estudios de neuroimagen también han revelado que determinadas zonas del cerebro, como la amígdala y el hipocampo, desempeñan papeles clave en la formación y el procesamiento de los sueños. Comprender la base neurobiológica de los sueños puede aportar valiosos conocimientos sobre la función y el significado de este aspecto único de la conciencia humana.

RELACIÓN ENTRE EL SUEÑO Y EL PROCESAMIENTO EMOCIONAL

Además, la investigación ha demostrado que existe una relación entre soñar y el procesamiento emocional durante el sueño. Se ha descubierto que la fase de MOR, en la que se producen la mayoría de los sueños, es especialmente importante para la regulación emocional. Los estudios han demostrado que los individuos que experimentan sueños intensos tienden a tener mejores habilidades de procesamiento emocional, lo que conduce a una mejora del estado de ánimo y del bienestar mental. Un sueño proporciona una capacidad única al cerebro para consolidar recuerdos emocionales e integrarlos en el conocimiento existente, ayudando a los individuos a dar sentido a sus emociones y experiencias. Esto sugiere que soñar desempeña un papel crucial a la hora de ayudar a los individuos a navegar y comprender sus emociones, contribuyendo en última instancia a su salud emocional y resiliencia.

PRIVACIÓN Y DEFICIENCIA DE SUEÑO

La apnea del sueño y la falta de sueño tienen consecuencias de gran alcance para el bienestar humano, tanto físico como mental. La falta de sueño altera varias funciones corporales, como el metabolismo, el funcionamiento del sistema inmunitario y la regulación hormonal. Esto puede provocar un aumento de peso, un debilitamiento del sistema inmunitario y un mayor riesgo de enfermedades crónicas como la diabetes y las afecciones cardiovasculares. La falta de sueño también afecta a las capacidades cognitivas, a la retención de la memoria y a la estabilidad emocional, haciendo a las personas más propensas a sufrir trastornos del estado de ánimo y a tomar malas decisiones. Por tanto, es crucial garantizar una higiene del sueño adecuada y un descanso suficiente para mantener la salud general y un funcionamiento óptimo.

PRIVACIÓN AGUDA VS. PRIVACIÓN CRÓNICA DEL SUEÑO

La privación aguda del sueño se refiere a una falta de sueño adecuado a corto plazo, normalmente como resultado de una sola noche de mala calidad o duración del sueño. En cambio, la privación crónica del sueño se produce cuando una persona no duerme lo suficiente de forma constante durante un periodo prolongado. La privación de sueño puede tener efectos perjudiciales sobre la función cognitiva, el estado de ánimo y la salud física. Mientras que la privación aguda de sueño puede provocar lapsus temporales de atención y memoria, la privación crónica de sueño se ha relacionado con problemas más graves, como la obesidad, la diabetes y las enfermedades cardiovasculares. Es importante que las personas den prioridad al sueño para mantener una salud y un bienestar óptimos.

CONSECUENCIAS FISIOLÓGICAS DE LA PÉRDIDA DE SUEÑO

La pérdida de sueño tiene una serie de efectos fisiológicos en el organismo. Un efecto importante de la privación de sueño es su efecto sobre el sistema inmunitario. Los estudios han demostrado que quienes no duermen lo suficiente tienen más probabilidades de enfermar, ya que su organismo tiene menos capacidad para combatir las infecciones. La pérdida de sueño también se ha relacionado con un mayor riesgo de padecer enfermedades crónicas, como diabetes y cardiopatías. La falta de sueño también puede provocar desequilibrios hormonales, sobre todo en los niveles de Cortisol e Insulina, que pueden alterar el metabolismo y aumentar el riesgo de estas enfermedades crónicas. Las consecuencias fisiológicas de la pérdida de sueño subrayan la importancia de un horario de sueño saludable para la salud y el bienestar generales.

EFECTOS COGNITIVOS Y EMOCIONALES DEL SUEÑO INSUFICIENTE

Un sueño insuficiente puede tener profundos efectos cognitivos y emocionales en las personas. La investigación ha demostrado que el deterioro del sueño puede afectar a diversas funciones cognitivas, como la memoria, la atención y la toma de decisiones. Cuando el sueño es insuficiente, las personas tienen dificultades para recuperar información, lo que conduce a una disminución del rendimiento cognitivo general. El sueño insuficiente se ha asociado a efectos emocionales negativos, como una mayor irritabilidad, cambios de humor y una mayor reactividad emocional. La privación crónica de sueño también se ha asociado a mayores niveles de depresión, ansiedad y estrés. Para mantener un funcionamiento cognitivo y emocional óptimo, es crucial que las personas duerman lo suficiente cada noche.

SALUD FÍSICA

El sueño también desempeña un papel crucial en la salud física, además de influir en la cognición. La falta de sueño de calidad se ha relacionado con diversos resultados negativos para la salud, como las enfermedades cardiovasculares, la obesidad y una función inmunitaria deficiente. Durante el sueño, el cuerpo se repara y rejuvenece, permitiendo el restablecimiento de funciones vitales como el crecimiento muscular y la regeneración de tejidos. Un sueño insuficiente puede alterar estos procesos, lo que conduce a un mayor riesgo de enfermedades crónicas y a una pérdida de bienestar físico. El sueño es crucial para prevenir enfermedades como las infecciones cardiovasculares y respiratorias, así como la depresión y el trastorno de estrés postraumático.

EL PAPEL DEL SUEÑO EN LA FUNCIÓN INMUNITARIA

El sueño desempeña un papel vital para garantizar un sistema inmunitario sano. Durante el sueño, el cuerpo libera citocinas que regulan el sistema inmunitario. La falta de sueño puede provocar una disminución de estos niveles de citocinas, lo que dificulta al organismo la lucha contra infecciones y enfermedades. También se ha descubierto que el sueño aumenta la proliferación de las células T, importantes células del sistema inmunitario que ayudan al organismo a reconocer y destruir los agentes patógenos. Las investigaciones también han demostrado que la privación de sueño puede provocar una disminución de la producción de anticuerpos, lo que hace a los individuos más susceptibles a las infecciones. Para mantener un sistema inmunitario fuerte es esencial dormir lo suficiente.

EL SUEÑO Y LA SALUD METABÓLICA

El sueño desempeña un papel vital en el mantenimiento de la salud metabólica, como demuestran las investigaciones que muestran una fuerte relación entre un sueño inadecuado y un mayor riesgo de padecer diversos trastornos metabólicos, como obesidad, diabetes y enfermedades cardiovasculares. Un mecanismo clave por el que el sueño afecta a la salud metabólica es a través de su influencia sobre las hormonas que regulan el apetito y el gasto energético. La menor duración del sueño se ha asociado a cambios en los niveles de Grelina y Leptina, dos hormonas que desempeñan un papel clave en la regulación del hambre y la saciedad. Se ha demostrado que el sueño altera el metabolismo de la Glucosa y la sensibilidad a la Insulina, lo que aumenta el riesgo de diabetes de tipo 2 y resistencia a la Insulina. Por tanto, la importancia de un sueño adecuado y de calidad es muy importante para mantener una salud metabólica óptima y reducir el riesgo de trastornos metabólicos.

EL IMPACTO DEL SUEÑO EN LA SALUD CARDIOVASCULAR

Se ha demostrado que la falta de sueño afecta significativamente a la salud cardiovascular. El sueño desempeña un papel crucial en la regulación de la presión arterial, la frecuencia cardiaca y otras funciones vitales que favorecen un sistema cardiovascular sano. La privación crónica de sueño se ha relacionado con un mayor riesgo de cardiopatía hipertensión y otros trastornos cardiovasculares. La mala calidad del sueño y los patrones de sueño irregulares también pueden contribuir a la inflamación y al estrés oxidativo, que son factores de riesgo conocidos de enfermedad cardiovascular. La importancia de un sueño adecuado es esencial para una salud cardiovascular sana y un menor riesgo de enfermedad cardiovascular.

SALUD MENTAL

El sueño desempeña un papel crucial en la salud mental, como demuestra la creciente investigación sobre el tema. Los estudios han demostrado que dormir poco puede afectar a nuestro bienestar mental, provocando síntomas de depresión, ansiedad y otros trastornos del estado de ánimo. Dormir lo suficiente puede regular nuestras emociones, mejorar nuestra función cognitiva y reforzar nuestra capacidad para afrontar el estrés. Durante el sueño, nuestro cerebro experimenta procesos importantes que son cruciales para la salud mental, como la consolidación de la memoria y la regulación de las emociones. Por tanto, tener una buena higiene del sueño y dormir la cantidad recomendada cada noche puede desempeñar un papel importante en la promoción de nuestra salud mental general.

TRASTORNOS DEL SUEÑO Y ENFERMEDADES PSIQUIÁTRICAS

Los trastornos del sueño están estrechamente relacionados con los trastornos psiquiátricos y muchas personas padecen ambos simultáneamente. Las personas que sufren depresión suelen padecer insomnio de inicio o de mantenimiento del sueño, mientras que las que tienen ansiedad pueden sufrir insomnio. La relación entre los trastornos del sueño y los males mentales es bidireccional, ya que dormir mal exacerba los síntomas de la enfermedad mental y viceversa. La disminución de los ciclos de sueño-vigilia puede afectar al funcionamiento cognitivo, a la regulación del estado de ánimo y a la calidad de vida en general. Por tanto, tratar simultáneamente el trastorno psiquiátrico y el del sueño es esencial para mejorar el bienestar general y la salud mental.

LA INFLUENCIA DEL SUEÑO EN EL ESTADO DE ÁNIMO Y LA ANSIEDAD

El sueño tiene un papel vital en la regulación del estado de ánimo y los niveles de ansiedad, además de su impacto en la función cognitiva y la salud física. Las investigaciones han demostrado que un sueño deficiente o inadecuado puede provocar un aumento de las emociones negativas, como la tristeza y la ansiedad. Esto se debe a que el cerebro procesa las emociones durante el sueño y consolida los recuerdos, ayudando a regular las emociones y a mantener un estado de ánimo estable. Cuando se interrumpe el sueño, estos procesos se ven comprometidos, lo que dificulta que las personas controlen eficazmente las emociones. La privación de sueño también se ha relacionado con niveles elevados de hormonas del estrés, como el cortisol, que pueden exacerbar los síntomas de ansiedad y aumentar la tensión y el malestar. Así pues, un sueño reparador es esencial para fomentar el bienestar emocional y controlar los niveles de ansiedad.

SUEÑO Y RENDIMIENTO COGNITIVO

Numerosos estudios han demostrado además la correlación directa entre el sueño y el rendimiento cognitivo. La falta de sueño adecuado se ha relacionado con el deterioro de la capacidad de atención, memoria, resolución de problemas y toma de decisiones. Esto se debe a que durante el sueño el cerebro puede consolidar y procesar la información, así como eliminar las toxinas que se han acumulado a lo largo del día. Sin embargo, los individuos que duermen regularmente la cantidad recomendada tienen más probabilidades de mostrar niveles más altos de rendimiento cognitivo en comparación con los que están privados de sueño. Es crucial que los estudiantes universitarios den prioridad a su sueño para maximizar el éxito académico y el bienestar general.

TRASTORNOS DEL SUEÑO: INSOMNIO

El insomnio es uno de los trastornos del sueño más comunes que afectan a millones de personas en todo el mundo. Se caracteriza por la dificultad para dormir o permanecer dormido, lo que provoca un sueño de mala calidad y fatiga diurna. El insomnio puede deberse a múltiples factores, como la depresión, la ansiedad, los malos hábitos de sueño o afecciones médicas. El tratamiento del insomnio suele consistir en una combinación de terapia cognitivo-conductual, cambios en el estilo de vida y, a veces, medicación. Comprender las causas del insomnio es crucial para gestionar y tratar eficazmente este trastorno, a fin de mejorar la calidad del sueño y el bienestar general.

DEFINICIÓN Y SÍNTOMAS DEL INSOMNIO

El insomnio es un trastorno común del sueño que se caracteriza por la dificultad para conciliar el sueño, permanecer dormido o ambas cosas. Puede provocar diversos síntomas, como irritabilidad, fatiga, cansancio persistente, dificultad para concentrarse y menor rendimiento en el trabajo o en la escuela. Las personas que padecen insomnio también pueden experimentar altos niveles de estrés, ansiedad y depresión. El insomnio prolongado puede aumentar el riesgo de padecer enfermedades crónicas, como obesidad, diabetes y enfermedades cardiovasculares. Las causas del insomnio pueden variar desde factores del estilo de vida, como el consumo excesivo de cafeína y los horarios de sueño irregulares, hasta afecciones médicas como la depresión y la apnea del sueño. El tratamiento del insomnio suele implicar el tratamiento de las causas profundas mediante cambios en el estilo de vida terapia cognitivo-conductual y, en algunos casos, medicación.

CAUSAS Y FACTORES DE RIESGO DEL INSOMNIO

Puede deberse a diversos factores y causas que contribuyen al insomnio. Pueden ser factores psicológicos, como el estrés, la ansiedad y la depresión, así como factores relacionados con el estilo de vida, como horarios de sueño irregulares, consumo excesivo de cafeína y falta de actividad física. Otras afecciones médicas, como el asma y la apnea del sueño, también pueden aumentar la probabilidad de padecer insomnio. Factores ambientales como la contaminación acústica y la exposición a la luz azul de los dispositivos electrónicos pueden alterar el ciclo natural de sueño-vigilia del organismo y contribuir a los trastornos del sueño. Comprender las distintas causas y factores de riesgo del insomnio es crucial para desarrollar estrategias eficaces de tratamiento y prevención de este frecuente trastorno del sueño.

ENFOQUES TERAPÉUTICOS PARA EL INSOMNIO

Un tratamiento habitual del insomnio incluye terapia cognitivo-conductual (TCC), medicación y cambios en el estilo de vida. La TCC para el insomnio consiste en identificar los patrones de pensamiento y los comportamientos negativos que pueden estar contribuyendo a las dificultades para dormir y cambiarlos. Este método ha demostrado ser eficaz para tratar el insomnio con resultados duraderos. A veces se prescriben medicamentos, como sedantes o hipnóticos, para aliviar a corto plazo los síntomas del insomnio, pero pueden tener efectos secundarios potenciales y no se recomienda su uso a largo plazo. Los cambios en el estilo de vida, como mantener un horario de sueño constante, crear una rutina relajante a la hora de acostarse y evitar estimulantes como la cafeína y los aparatos electrónicos, también pueden mejorar mucho la calidad y la duración del sueño. Una combinación de estos enfoques terapéuticos puede ser lo más eficaz para tratar el insomnio y fomentar hábitos de sueño saludables.

TRASTORNOS DEL SUEÑO: APNEA DEL SUEÑO

La apnea del sueño es un grave trastorno del sueño que afecta a millones de personas en el mundo. Se caracteriza por pausas respiratorias o respiración superficial durante el sueño, lo que provoca un sueño interrumpido y deficiente. Hay tres tipos principales de apnea del sueño: la apnea central del sueño, la apnea obstructiva del sueño y el síndrome de apnea compleja del sueño. La apnea obstructiva del sueño es el tipo más común de apnea del sueño, que provoca la relajación de los músculos de la garganta durante el sueño y la obstrucción de las vías respiratorias. La apnea central del sueño se produce cuando el cerebro no envía las señales a los músculos que controlan la respiración. El síndrome de apnea compleja del sueño es una combinación de apnea central y obstructiva del sueño. Los síntomas habituales son ronquidos fuertes somnolencia excesiva despertarse con la boca seca o dolor de garganta y dolores de cabeza matutinos. La apnea del sueño puede provocar cardiopatías, derrames cerebrales e hipertensión arterial si no se trata. Las opciones de tratamiento de la apnea del sueño incluyen cambios en el estilo de vida, aparatos orales, terapia de presión positiva continua en las vías respiratorias, cirugía y terapia posicional.

COMPRENDER LA APNEA OBSTRUCTIVA DEL SUEÑO

La apnea obstructiva del sueño (AOS) es un trastorno del sueño frecuente pero grave que afecta a unos 22 millones de estadounidenses. La AOS se produce cuando las vías respiratorias se obstruyen durante el sueño, provocando interrupciones de la respiración y una disminución de los niveles de oxígeno en sangre. Los síntomas más frecuentes de la AOS son ronquidos fuertes, fatiga y dificultad para concentrarse de día y de noche. Los factores de riesgo de la AOS son la obesidad, los antecedentes familiares de la enfermedad y determinadas características anatómicas, como unas vías respiratorias pequeñas o una gran circunferencia del cuello. El diagnóstico de la AOS suele implicar un estudio del sueño en un laboratorio del sueño especializado, donde se controlan los patrones respiratorios, los niveles de oxígeno y otros marcadores fisiológicos durante el sueño. Las opciones de tratamiento de la AOS pueden incluir modificaciones del estilo de vida (como perder peso y dejar de fumar), el uso de máquinas de presión positiva continua en las vías respiratorias (CPAP) o intervenciones quirúrgicas para corregir las anomalías anatómicas. Comprender los mecanismos y factores de riesgo asociados a la AOS es esencial para el diagnóstico y tratamiento eficaces de este trastorno del sueño, que a menudo se pasa por alto.

CONSECUENCIAS DE LA APNEA DEL SUEÑO NO TRATADA

La apnea del sueño no tratada puede tener graves consecuencias para tu salud y tu bienestar general. Las personas con apnea del sueño corren mayor riesgo de desarrollar enfermedades crónicas, como Diabetes de tipo 2, cardiopatías, accidentes cerebrovasculares e hipertensión. La apnea del sueño también puede provocar somnolencia por la tarde y fatiga, lo que puede repercutir negativamente en la función cognitiva y el rendimiento laboral y escolar. La apnea del sueño no tratada puede afectar negativamente al estado de ánimo, lo que puede provocar ansiedad y depresión. Es importante que las personas que padecen apnea del sueño acudan al médico y busquen opciones de tratamiento para mejorar su calidad de vida y reducir el riesgo de que siga desarrollándose.

MODALIDADES DE TRATAMIENTO DE LA APNEA DEL SUEÑO

Los métodos de tratamiento de la apnea del sueño suelen depender de la gravedad de la afección. La forma más habitual de tratamiento para los casos leves a moderados de apnea del sueño es la terapia de presión positiva continua en las vías respiratorias (CPAP), que consiste en llevar una mascarilla conectada a una máquina que proporciona un flujo constante de aire. Otras opciones de tratamiento pueden incluir aparatos orales que ayudan a mantener abiertas las vías respiratorias, cirugía para eliminar el exceso de tejido que bloquea las vías respiratorias o terapia posicional para fomentar el dormir en una postura que reduzca las obstrucciones de las vías respiratorias. Perder peso, dejar de fumar y evitar el alcohol antes de acostarse pueden ayudar a aliviar los síntomas de la apnea del sueño.

TRASTORNOS DEL SUEÑO: NARCOLEPSIA

La narcolepsia es un trastorno neurológico crónico que afecta a la capacidad del cerebro para regular los ciclos de sueño-vigilia. Los individuos con narcolepsia experimentan somnolencia excesiva por las mañanas, a menudo episodios incontrolables de somnolencia que pueden ocurrir en cualquier momento. Estos episodios pueden durar desde unos segundos hasta varios minutos y pueden desencadenarse por diversos factores, como la excitación y el estrés. Las personas con narcolepsia también pueden experimentar cataplejía, una pérdida repentina del tono muscular que suele desencadenarse por emociones como la risa o la ira. Otros síntomas son alucinaciones, parálisis del sueño y trastornos del sueño nocturno. El tratamiento de la narcolepsia suele consistir en medicamentos que regulan los patrones de sueño y mejoran la calidad de vida general del individuo afectado.

SÍNTOMAS Y DIAGNÓSTICO DE LA NARCOLEPSIA

La narcolepsia es un trastorno neurológico crónico caracterizado por somnolencia excesiva, pérdida repentina del control muscular, alucinaciones vívidas y parálisis del sueño. Los síntomas clave de la narcolepsia se experimentan durante el día ataques irresistibles de sueño, independientemente de la cantidad de descanso obtenido la noche anterior. Las personas con narcolepsia también pueden experimentar episodios repentinos de debilidad muscular o parálisis, especialmente cuando experimentan emociones fuertes como la risa o la ira. Diagnosticar la narcolepsia puede ser difícil, ya que a menudo los síntomas pueden descartarse como una simple sensación de cansancio. Para confirmar el diagnóstico de narcolepsia se suele recurrir a una historia clínica exhaustiva, un examen físico y un estudio del sueño en el que se controlan las ondas cerebrales y la actividad muscular mientras la persona duerme. Es importante que las personas que experimenten síntomas de narcolepsia acudan al médico para recibir un diagnóstico preciso y un tratamiento adecuado.

FISIOPATOLOGÍA DE LA NARCOLEPSIA

La narcolepsia es un trastorno neurológico crónico caracterizado por somnolencia excesiva cataplexia parálisis del sueño y alucinaciones hipnagógicas. La fisiopatología de la narcolepsia no se conoce del todo, pero se cree que está asociada a una disfunción en la regulación cerebral de los ciclos de sueño-vigilia. Las investigaciones demuestran que la narcolepsia está asociada a una deficiencia de un neuropéptido llamado Hipocretina, que desempeña un papel clave en la promoción de la vigilia y la regulación del sueño REM. Se cree que esta deficiencia está causada por la destrucción autoinmune de las neuronas productoras de Hipocretina en el hipotálamo. Los factores genéticos también pueden desempeñar un papel en el desarrollo de la narcolepsia, ya que determinadas variantes genéticas se han relacionado con un mayor riesgo de padecerla. Es necesario seguir investigando para comprender plenamente los complejos mecanismos que subyacen a la narcolepsia y desarrollar tratamientos más eficaces para esta enfermedad debilitante.

GESTIÓN Y OPCIONES DE TRATAMIENTO

La terapia cognitivo-conductual (TCC) es una de las opciones de gestión y tratamiento más eficaces para las personas que luchan contra los trastornos del sueño. Esta terapia se centra en cambiar los pensamientos y comportamientos que contribuyen al insomnio, incluidas las creencias negativas sobre el sueño y las malas prácticas de higiene del sueño. La TCC combina técnicas de relajación de terapia cognitiva y protocolos de restricción del sueño para mejorar la calidad y la duración del sueño. Las investigaciones han demostrado que la TCC puede producir resultados a largo plazo y suele ser más eficaz para tratar el insomnio crónico que la medicación sola. Otras opciones de tratamiento, como la gestión de la medicación, la terapia de luz brillante y la terapia de atención plena, también han demostrado ser prometedoras para mejorar los resultados del sueño en personas con trastornos del sueño.

TRASTORNOS DEL SUEÑO: SÍNDROME DE LAS PIERNAS INQUIETAS

El síndrome de las piernas inquietas (SPI) es un trastorno del sueño frecuente, pero a menudo infradiagnosticado, que afecta al sistema nervioso y provoca una necesidad irresistible de mover las piernas. Los síntomas suelen empeorar por la noche, lo que provoca dificultades para dormir o permanecer dormido. La causa exacta del SPI no se conoce del todo, pero se han implicado factores como la genética, la falta de hierro y ciertos medicamentos. Las opciones de tratamiento del SPI incluyen cambios en el estilo de vida, suplementos de hierro, medicamentos y técnicas de relajación. Para mejorar la calidad del sueño y el bienestar general de las personas con SPI, es importante buscar atención médica para los síntomas y el tratamiento.

IDENTIFICAR EL SÍNDROME DE LAS PIERNAS INQUIETAS (SPI)

El síndrome de las piernas inquietas (SPI) es una afección neurológica caracterizada por un impulso incontrolable de mover las piernas, sobre todo mientras la persona descansa. Las investigaciones sugieren que el SPI está relacionado con desequilibrios en la Dopamina, sustancia química del cerebro que controla el movimiento. Las personas con SPI suelen experimentar sensaciones dolorosas en las piernas, como hormigueo, arrastramiento o dolor, que se alivian temporalmente moviendo las piernas. El diagnóstico del SPI se basa en una minuciosa historia clínica, un examen físico y, a veces, un estudio del sueño. El tratamiento del SPI suele implicar cambios en el estilo de vida, como ejercicio diario y evitar la cafeína y el alcohol, así como medicación para aliviar los síntomas y mejorar la calidad del sueño. Para tratar eficazmente este trastorno y mejorar la calidad de vida de los afectados, es crucial reconocer y comprender los síntomas del SPI.

IMPACTO DEL SPI EN LA CALIDAD DEL SUEÑO

El impacto del síndrome de las piernas inquietas es la alteración que causa en la capacidad del individuo para conciliar el sueño y permanecer dormido. Las personas con SPI suelen decir que sienten un impulso repentino de mover las piernas, sobre todo cuando están tumbadas o intentando relajarse. Puede resultarles difícil alcanzar un estado de calma y provocarles despertares frecuentes a lo largo de la noche. Los estudios también han demostrado que el SPI puede reducir significativamente el tiempo dedicado al sueño reparador, incluido el sueño REM y el sueño profundo. Como consecuencia, las personas con SPI pueden despertarse sintiéndose cansadas, lo que afecta a la calidad de vida general del trastorno y a su funcionamiento cotidiano.

INTERVENCIONES TERAPÉUTICAS PARA EL SPI

El SPI es un trastorno de las piernas para el que existen diversos tratamientos terapéuticos que se han mostrado prometedores para ayudar a las personas a controlar sus síntomas y mejorar su calidad de vida. Una intervención similar son los agonistas dopaminérgicos, una opción comúnmente prescrita debido a su capacidad para regular los niveles de dopamina en el cerebro, que se cree que desempeña un papel en el desarrollo del SPI. Otra intervención terapéutica es la TCC, que puede ayudar a las personas a desarrollar estrategias de afrontamiento para controlar el malestar y la inquietud asociados al SPI. Además, se ha demostrado que las modificaciones del estilo de vida, como hacer ejercicio con regularidad, mantener una rutina de sueño saludable y evitar determinados desencadenantes, como la cafeína y el alcohol, reducen la frecuencia y gravedad de los síntomas del SPI. En general, una combinación de terapia farmacológica y cambios en el estilo de vida puede ser eficaz para controlar el SPI y mejorar la calidad de vida general de las personas que padecen esta enfermedad.

TRASTORNOS DEL SUEÑO: PARASOMNIAS

Las parasomnias son un tipo común de trastorno del sueño que describe una serie de comportamientos o experiencias anormales durante el sueño. Pueden incluir problemas para dormir, terrores nocturnos o incluso comer. Las parasomnias suelen producirse en las fases del sueño NO REM y pueden ser bastante angustiosas, tanto para la persona que las experimenta como para su entorno. La causa exacta de las parasomnias no se conoce del todo, pero se han implicado factores como el estrés genético y determinados medicamentos. El tratamiento de las parasomnias puede implicar terapia farmacológica o cambios en los hábitos de sueño.

TIPOS Y CARACTERÍSTICAS DE LAS PARASOMNIAS

Las parasomnias abarcan una amplia gama de trastornos del sueño, cada uno con sus propios tipos y características distintivos. Un tipo común de parasomnia es el sonambulismo, en el que los individuos adoptan comportamientos complejos mientras duermen, a menudo pareciendo confusos y aturdidos. Otro tipo es el terror del sueño, que se caracteriza por un despertar repentino con miedo intenso y confusión. Suele ocurrir durante el sueño NO REM. Otras parasomnias son la parálisis del sueño, en la que los individuos son temporalmente incapaces de moverse o hablar mientras se duermen o se despiertan, y el trastorno de conducta del sueño REM, en el que los individuos representan físicamente sus sueños. Comprender los distintos tipos de parasomnia es importante para diagnosticar y tratar eficazmente estos trastornos perturbadores del sueño.

CONTROLAR EL SONAMBULISMO Y LOS TERRORES NOCTURNOS

Controlar el sonambulismo nocturno y los terrores nocturnos puede ser difícil, pero existen estrategias que pueden ayudar a las personas a afrontar estos trastornos del sueño. Para los sonámbulos, eliminar obstáculos y cerrar puertas y ventanas puede evitar posibles lesiones durante el sueño. También es importante establecer una rutina de sueño constante y practicar técnicas de relajación para reducir el estrés y la ansiedad que pueden desencadenar el sonambulismo. Los terrores nocturnos pueden curarse manteniendo un entorno tranquilo y tranquilizador durante los episodios y evitando la privación de sueño y el estrés excesivo. Sin embargo, buscar la ayuda profesional de un profesional sanitario o de un especialista del sueño puede ayudar a controlar y tratar eficazmente estos trastornos.

IMPLICACIONES DEL TRASTORNO DEL COMPORTAMIENTO DEL SUEÑO REM

El trastorno de conducta del sueño REM (TCR) es una afección en la que los individuos actúan físicamente sus sueños mientras descienden a la fase de movimientos oculares rápidos (REM) del sueño. Las investigaciones han demostrado que este trastorno puede tener consecuencias importantes para la salud y el bienestar generales. Aunque el TCR puede parecer inofensivo a primera vista, en realidad puede causar lesiones graves al individuo o a su pareja si se producen movimientos violentos durante el sueño. Varios estudios han sugerido una relación entre el TCR y enfermedades neurodegenerativas como el Parkinson. Se cree que el TCR es un indicador precoz de estas enfermedades, por lo que es crucial que los profesionales sanitarios controlen y traten los síntomas del TCR en los pacientes.

HIGIENE DEL SUEÑO Y ESTILO DE VIDA

La higiene del sueño y el estilo de vida son aspectos esenciales de una rutina de sueño saludable. Las investigaciones han demostrado que los hábitos diarios y las elecciones de estilo de vida afectan a la calidad de nuestro sueño. Factores como un horario de sueño coherente, crear una rutina relajante a la hora de acostarse, evitar estimulantes como la cafeína y las pantallas antes de acostarse y crear un entorno de sueño cómodo contribuyen a una mejor higiene del sueño. También puede influir la reducción de los niveles de estrés y el fomento de una dieta sana. Centrándose en estos aspectos de la higiene del sueño y el estilo de vida, las personas pueden mejorar su calidad general del sueño y cosechar los numerosos beneficios de una buena noche de sueño.

PRINCIPIOS DE UNA BUENA HIGIENE DEL SUEÑO

Una buena higiene del sueño implica desarrollar rutinas y hábitos que favorezcan un sueño de calidad. Un principio clave de la buena higiene del sueño es mantener un horario de sueño constante, acostándose y levantándose todos los días, incluso los fines de semana. Esto ayuda a regular el reloj interno del cuerpo y favorece una mejor calidad del sueño. Otro principio es crear un entorno confortable para dormir, que incluya un dormitorio tranquilo, oscuro y fresco. Una segunda regla importante es limitar la exposición a pantallas y luz artificial antes de acostarse, ya que puede interferir en el ciclo natural de sueño-vigilia del organismo. La aplicación de una buena higiene del sueño puede mejorar la calidad del sueño y el bienestar general.

EL PAPEL DE LA DIETA Y EL EJERCICIO EN LA CALIDAD DEL SUEÑO

Mantener una buena calidad del sueño es un aspecto crucial de la dieta y el ejercicio. Numerosas investigaciones han demostrado que lo que comemos y lo activos que estamos en ese momento del día pueden influir enormemente en nuestra capacidad para conciliar el sueño y permanecer dormidos durante toda la noche. Nuestra dieta desempeña un papel clave en la regulación de nuestro ritmo circadiano y en el mantenimiento de niveles estables de serotonina y melatonina, que son esenciales para promover patrones de sueño saludables. El ejercicio regular también se ha relacionado con la mejora de la calidad del sueño, ya que ayuda a reducir los niveles de estrés y ansiedad, que contribuyen en gran medida a los trastornos del sueño. Seguir una dieta sana e incorporar una actividad física regular a nuestra rutina diaria puede mejorar enormemente nuestra salud y bienestar durante el sueño.

CONTROLAR EL ESTRÉS PARA DORMIR MEJOR

Es importante reconocer el impacto que el estrés puede tener en nuestra capacidad para descansar y recuperarnos. El estrés activa la respuesta de lucha del organismo liberando hormonas como el cortisol, que pueden alterar nuestros patrones naturales de sueño. Para combatirlo, es fundamental integrar técnicas de gestión del estrés en nuestra rutina diaria. Puede incluir la atención plena y la meditación, la práctica regular de ejercicio físico y el establecimiento de una rutina constante a la hora de acostarse. Reduciendo los niveles de estrés y creando un entorno tranquilo antes de acostarse, las personas pueden mejorar la calidad del sueño y despertarse sintiéndose más renovadas y frescas. Si abordamos el estrés y damos prioridad al descanso, en última instancia podemos mejorar la salud y el bienestar.

TECNOLOGÍA

En el mundo moderno, la tecnología es cada vez más importante para conciliar el sueño. Los avances tecnológicos han llevado al desarrollo de dispositivos como los rastreadores del sueño, los colchones inteligentes y las aplicaciones del sueño que rastrean y analizan nuestros patrones de sueño. Estas herramientas proporcionan información valiosa sobre la calidad del sueño y nos ayudan a tomar decisiones informadas sobre los hábitos de sueño. Además, la tecnología también ha permitido crear filtros de luz azul y equipos reductores del ruido para mejorar nuestro entorno de sueño. Sin embargo, es importante señalar que el uso excesivo de la tecnología antes de acostarnos puede repercutir negativamente en nuestro sueño, ya que la luz azul emitida por las pantallas puede alterar nuestro ritmo circadiano y provocar dificultades para dormir. Como dependemos de la tecnología para mejorar el sueño, es vital encontrar un equilibrio entre utilizar estas herramientas para dormir mejor y ser conscientes de sus posibles inconvenientes.

EFECTOS DEL TIEMPO DE PANTALLA EN LOS PATRONES DE SUEÑO

Numerosos estudios han demostrado los efectos nocivos del tiempo excesivo frente a las pantallas sobre los patrones de sueño. La luz azul artificial que emiten las pantallas puede alterar la producción natural de melatonina, que regula los ciclos de sueño y vigilia. Puede causar dificultad para conciliar el sueño, así como una reducción de la calidad y duración del sueño. Además, la estimulación mental a través de las pantallas, como las redes sociales o ver programas de televisión intensos, puede aumentar la excitación cognitiva y dificultar la relajación antes de acostarse. Para mejorar la higiene del sueño y la salud general, muchos expertos sugieren limitar el tiempo de pantalla a una hora antes de acostarse.

DISPOSITIVOS DE SEGUIMIENTO DEL SUEÑO Y SU PRECISIÓN

En los últimos años, los dispositivos de seguimiento del sueño se han hecho cada vez más populares, ya que la gente intenta mejorar la calidad de su sueño. Sin embargo, existe un debate sobre la precisión de estos dispositivos a la hora de medir los patrones de sueño. Muchos dispositivos utilizan algoritmos y sensores para seguir los movimientos y la frecuencia cardiaca durante el sueño. Los estudios muestran incoherencias en los datos que proporcionan. Factores como las diferencias individuales en los patrones de sueño, la colocación del dispositivo y las condiciones ambientales afectan a la precisión de estos dispositivos. Por tanto, es importante que los consumidores sean conscientes de las limitaciones de los dispositivos de seguimiento del sueño y que los utilicen como guía general en lugar de confiar en sus datos para obtener mediciones precisas de la calidad del sueño.

INTERVENCIONES TECNOLÓGICAS PARA MEJORAR EL SUEÑO

El uso de intervenciones basadas en la tecnología para mejorar la calidad y la duración del sueño ha resultado prometedor. Un ejemplo es el uso de dispositivos portátiles que controlan los patrones de sueño y proporcionan recomendaciones personalizadas para unos hábitos de sueño óptimos. Pueden controlar aspectos como la frecuencia cardiaca, el movimiento y la respiración para evaluar la calidad del sueño e identificar oportunidades de mejora. El uso de aplicaciones móviles y programas en línea ofrece diversas herramientas y recursos para la higiene del sueño, técnicas de relajación y terapia cognitivo-conductual para el insomnio. Gracias a la tecnología, las personas pueden tomar medidas proactivas para mejorar la salud del sueño y el bienestar general.

FARMACOLOGÍA EN EL SUEÑO

La intervención farmacológica en el tratamiento de los trastornos del sueño se refiere al uso de medicamentos para el tratamiento de trastornos del sueño como el insomnio. Hay varias clases de fármacos que suelen recetarse con este fin, como las benzodiacepinas, los hipnóticos no benzodiacepínicos y los agonistas de la melatonina. Estos fármacos actúan sobre distintos neurotransmisores cerebrales para promover la relajación, reducir la ansiedad e inducir el sueño. Aunque las intervenciones farmacológicas pueden ser eficaces para mejorar la calidad y cantidad del sueño, no están exentas de efectos secundarios y riesgos potencialmente perjudiciales. Es importante que las personas consulten a su médico antes de empezar a tomar cualquier medicamento para el sueño, ya que puede ser necesario un control adecuado y ajustar la dosis para garantizar unos resultados seguros y óptimos del tratamiento.

LOS SOMNÍFEROS CON RECETA Y SUS MECANISMOS

Los somníferos de venta con receta son medicamentos diseñados específicamente para ayudar a las personas con trastornos del sueño como el insomnio. Estos medicamentos actúan dirigiéndose a distintos mecanismos cerebrales para promover el sueño. Uno de los somníferos más comunes son las benzodiacepinas, que actúan potenciando los efectos de un neurotransmisor llamado Gaba, calmando así el cerebro e induciendo el sueño. Otro tipo de somníferos son las no benzodiacepinas, que actúan dirigiéndose a receptores específicos del cerebro que regulan el ciclo sueño-vigilia. En general, los somníferos prescritos pueden ser eficaces para ayudar a las personas a obtener el descanso que necesitan, pero es importante utilizarlos bajo la supervisión de un profesional sanitario para evitar posibles efectos secundarios y dependencia.

MEDICAMENTOS SIN RECETA PARA DORMIR

Los medicamentos de venta libre para dormir, como la Difenhidramina o la Doxilamina, son utilizados habitualmente por personas que quieren combatir el insomnio o los problemas de sueño. Estos fármacos actúan bloqueando la acción de la Histamina, un neurotransmisor que interviene en la vigilia. Aunque son eficaces para promover el sueño, los fármacos para dormir de venta libre pueden tener efectos secundarios potenciales, como somnolencia, mareos y deterioro cognitivo. Además, el uso prolongado de estos medicamentos puede provocar tolerancia y dependencia, lo que dificulta conciliar el sueño sin ellos. Es importante que las personas consulten con un profesional sanitario antes de utilizar medicamentos para dormir sin receta, para asegurarse de que son seguros y eficaces para sus necesidades particulares.

RIESGOS Y BENEFICIOS DE LA FARMACOTERAPIA PARA EL SUEÑO

Aunque es eficaz para tratar el insomnio y otros trastornos del sueño, la farmacoterapia para el sueño conlleva su propio conjunto de riesgos y beneficios. Por un lado, las benzodiacepinas y los hipnóticos no benzodiacepínicos pueden proporcionar un alivio rápido de los trastornos del sueño y mejorar la calidad general del sueño. Sin embargo, si estos medicamentos se utilizan durante un periodo prolongado, conllevan el riesgo de tolerancia a la dependencia y síntomas de abstinencia. Los efectos secundarios de la farmacoterapia para el sueño también pueden variar de leves a graves (por ejemplo, somnolencia, mareos). Es importante que los profesionales sanitarios sopesen cuidadosamente los riesgos y beneficios de prescribir medicamentos para el sueño y consideren las intervenciones no farmacológicas como tratamiento de primera línea para los trastornos del sueño.

TRATAMIENTOS NO FARMACOLÓGICOS DE LOS TRASTORNOS DEL SUEÑO

Los tratamientos no farmacológicos de los trastornos del sueño son cada vez más populares, ya que las personas buscan enfoques más naturales y holísticos para tratar los problemas del sueño. Algunos tratamientos no farmacológicos prometedores para mejorar la calidad del sueño son la Terapia Cognitivo-Conductual para el Insomnio (TCC-I), las técnicas de relajación meditativa y las prácticas de higiene del sueño. Se ha comprobado que la TCC-I es muy eficaz para ayudar a las personas a mejorar su sueño abordando los patrones de pensamiento y los comportamientos negativos que pueden estar contribuyendo a su insomnio. Una técnica de meditación y relajación antes de acostarse puede ayudar a calmar la mente y el cuerpo, facilitando la conciliación del sueño. Una rutina de sueño constante y la creación de un entorno favorable al sueño mediante prácticas adecuadas de higiene del sueño también pueden ayudar a promover una mejor calidad del sueño. Los tratamientos no farmacológicos de los trastornos del sueño son, en definitiva, una valiosa alternativa a la medicación para quienes buscan un enfoque más natural y sostenible para mejorar su sueño.

TERAPIA COGNITIVO-CONDUCTUAL PARA EL INSOMNIO

La Terapia Cognitivo-Conductual para el Insomnio (TCC-I) es un tratamiento eficaz para el Insomnio que se centra en cambiar los pensamientos y comportamientos que contribuyen a los problemas de sueño. Esta terapia consta de varios componentes, como la restricción del sueño, el control de estímulos, técnicas de relajación y terapia cognitiva. Se ha demostrado que la TCC-I mejora la calidad y la duración del sueño en muchas personas, al dirigirse tanto a los aspectos psicológicos como conductuales del insomnio. Las investigaciones han demostrado sistemáticamente la eficacia de la TCC-I como solución a largo plazo para el insomnio, con resultados duraderos incluso después de finalizar la terapia. Se ha descubierto que la TCC-I es más eficaz para tratar el insomnio crónico que la medicación sola, lo que la convierte en una opción valiosa para quienes buscan un enfoque no farmacológico para mejorar su sueño.

TÉCNICAS DE RELAJACIÓN Y SUEÑO

En lo que respecta a las técnicas de relajación y el sueño, hay varias formas de mejorar la calidad del sueño. Estas estrategias incluyen la meditación mindfulness, la relajación muscular, los ejercicios de respiración profunda y las imágenes guiadas. La meditación de atención plena implica centrarse en el momento presente y reconocer cualquier pensamiento o sensación que surja sin juzgarlo. La relajación muscular progresiva consiste en liberar varios grupos musculares del cuerpo para aliviar la tensión y favorecer la relajación. Los ejercicios de respiración profunda ralentizan el ritmo cardiaco y calman el sistema nervioso, mientras que las imágenes guiadas consisten en visualizar escenas tranquilas y relajantes para favorecer la relajación. Al incorporar estas técnicas de relajación a su rutina diaria, las personas pueden reducir eficazmente sus niveles de estrés y ansiedad, lo que en última instancia mejora la calidad del sueño y el bienestar general.

EFICACIA DE LA MEDICINA ALTERNATIVA EN LOS TRASTORNOS DEL SUEÑO

La medicina alternativa, como la acupuntura, la meditación y los suplementos de hierbas, ha ganado popularidad en los últimos años como posible tratamiento del insomnio. Aunque las pruebas que apoyan la eficacia de estas intervenciones siguen siendo limitadas, algunos estudios muestran resultados prometedores. Una revisión sistemática de la acupuntura y sus efectos sobre la calidad del sueño descubrió que puede mejorar la calidad del sueño y reducir la gravedad de los síntomas. Según algunos estudios, la meditación de atención plena (Mindfulness) puede reducir los síntomas del insomnio y mejorar los patrones de sueño. Aunque se necesita más investigación para comprender plenamente los mecanismos a través de los cuales la medicina alternativa puede influir en los trastornos del sueño, estos resultados sugieren que podrían ser valiosos tratamientos complementarios para las personas que sufren trastornos del sueño.

DIFERENTES CULTURAS Y SOCIEDADES

El sueño no sólo se considera una necesidad biológica, sino también un aspecto significativo de las creencias y prácticas culturales de algunas culturas y sociedades. En Japón se hace especial hincapié en la importancia del sueño para el bienestar general y la productividad. El concepto de dormir en lugares públicos "Inemuri" (quedarse dormido entre cinco minutos y una hora) está ampliamente aceptado e incluso se considera un signo de trabajo duro y dedicación. En cambio, el sueño está estrechamente ligado a prácticas y rituales espirituales en ciertas comunidades indígenas de Sudamérica. El pueblo Shipibo cree que los sueños son un camino hacia el mundo de los espíritus y utiliza los sueños como método de curación y autodescubrimiento. Estas variaciones culturales ponen de relieve cómo el sueño no es sólo un fenómeno biológico universal, sino también una compleja construcción cultural y social que puede variar significativamente en las distintas sociedades.

PERSPECTIVAS TRANSCULTURALES SOBRE LAS PRÁCTICAS DEL SUEÑO

Las perspectivas transculturales sobre las prácticas del sueño ofrecen valiosas perspectivas sobre las diferentes formas en que las distintas sociedades enfocan la necesidad de dormir. Mientras que algunas culturas dan prioridad al descanso y consideran que el sueño es esencial para el bienestar general, otras pueden dar menos importancia al sueño y priorizar en cambio la productividad. Estas diferencias pueden atribuirse a diversos factores, como las creencias y tradiciones culturales y las condiciones socioeconómicas. Los investigadores pueden comprender mejor los factores biológicos y sociales que influyen en nuestros patrones de sueño examinando cómo enfocan las prácticas del sueño las distintas culturas. Además, las perspectivas transculturales pueden arrojar luz sobre el impacto de la globalización y la modernización en las prácticas del sueño.

FACTORES SOCIALES QUE INFLUYEN EN LOS PATRONES DE SUEÑO

Los factores sociales desempeñan un papel importante a la hora de influir en los patrones de sueño. Entre ellos se incluyen las normas culturales, las expectativas sociales y las relaciones interpersonales. En general, las personas que viven en una cultura que valora la socialización hasta altas horas de la noche pueden experimentar patrones de sueño más alterados debido a que se quedan despiertas hasta tarde participando en actividades sociales. Las exigencias de la vida laboral y familiar también pueden influir en los hábitos de sueño, ya que los conflictos de horarios y responsabilidades pueden provocar patrones de sueño irregulares e inadecuados. Además, la calidad de las relaciones interpersonales también puede afectar al sueño, ya que los conflictos con la pareja, la familia o los compañeros de piso pueden crear estrés y ansiedad, que alteran la capacidad de conciliar el sueño. Al examinar los patrones de sueño, es importante tener en cuenta los factores sociales que influyen en la capacidad de descansar bien por la noche.

EL CONCEPTO DE SIESTA Y SUS BENEFICIOS

Una práctica que ha llamado la atención por sus posibles beneficios para el sueño y la salud en general es el concepto de siesta. La siesta se observa a menudo en las culturas mediterráneas y latinoamericanas, en las que se hace una breve siesta, normalmente después de comer. Las investigaciones han demostrado que esta siesta es adecuada para las personas que están en reposo y puede mejorar el estado de alerta y el rendimiento cognitivo. La siesta también se ha relacionado con tasas más bajas de enfermedades cardiacas y con una mejor gestión del estrés. La siesta permite que el cuerpo descanse durante el día y puede ayudar a las personas a mantener un horario de sueño más equilibrado y saludable en general. Aunque no es tan común en las culturas occidentales, la siesta es una práctica que merece la pena considerar por sus posibles beneficios para la salud mental y física.

IMPACTO DEL TRABAJO POR TURNOS

Se ha demostrado que el trabajo por turnos o fuera del horario tradicional de 9 a 5 tiene un efecto significativo en los patrones de sueño. Un estudio de la Fundación Nacional del Sueño descubrió que los trabajadores por turnos tienen más probabilidades de sufrir trastornos del sueño y alteraciones del sueño que los que trabajan a diario. Se debe a la alteración de los ritmos circadianos naturales del organismo, que regulan el ciclo sueño-vigilia. Los trabajadores por turnos suelen tener dificultades para mantener un horario de sueño constante, lo que a menudo provoca dificultades para conciliar el sueño y permanecer dormidos. Además, los horarios de trabajo irregulares pueden aumentar el riesgo de problemas de salud a largo plazo, como la obesidad y las enfermedades cardiovasculares. En todo el mundo, el trabajo por turnos sobre el sueño es una preocupación creciente que debe abordarse para promover una salud y un bienestar óptimos entre los trabajadores de diversas industrias.

ALTERACIÓN DE LOS RITMOS CIRCADIANOS EN TRABAJADORES POR TURNOS

Los trabajadores por turnos cuyos horarios de trabajo les obligan a estar despiertos y activos durante horas no tradicionales suelen sufrir alteraciones de sus ritmos circadianos. Esto puede tener consecuencias importantes para su salud y bienestar. Las investigaciones han demostrado que los trabajadores por turnos corren mayor riesgo de padecer obesidad, diabetes, enfermedades cardiovasculares y trastornos del estado de ánimo. Los patrones de sueño irregulares que conlleva el trabajo por turnos pueden provocar alteraciones en los niveles hormonales, el metabolismo y la función inmunitaria, lo que expone a estas personas a un mayor riesgo de padecer enfermedades crónicas. Además, el estrés de los horarios de trabajo en constante cambio también puede afectar a la salud mental y aumentar las tasas de depresión y ansiedad entre los trabajadores por turnos. En general, el impacto de la alteración de los ritmos circadianos en la salud y el bienestar de los trabajadores por turnos subraya la importancia de abordar esta cuestión en el lugar de trabajo para garantizar la seguridad y la productividad de.

RIESGOS PARA LA SALUD ASOCIADOS AL TRABAJO POR TURNOS

El trabajo por turnos se ha hecho más común en la sociedad actual, con muchas personas que trabajan fuera de los horarios tradicionales de 8 a 18h. Sin embargo, este tipo de trabajo se ha relacionado con una serie de riesgos para la salud, como una mayor probabilidad de padecer enfermedades cardiovasculares, obesidad y depresión. La alteración del ritmo circadiano natural del cuerpo por los horarios de trabajo irregulares puede provocar trastornos del sueño y un mayor riesgo de desarrollar enfermedades crónicas. Cada vez más trabajadores por turnos luchan por mantener una dieta sana y una rutina de ejercicio. Es importante que los empresarios reconozcan los riesgos potenciales para la salud asociados al trabajo por turnos y proporcionen apoyo y recursos a los empleados para ayudar a mitigar estos riesgos.

ESTRATEGIAS PARA MEJORAR EL SUEÑO DE LOS TRABAJADORES POR TURNOS

Los turnos, sobre todo los nocturnos, pueden alterar el ritmo circadiano natural del cuerpo y repercutir negativamente en la calidad del sueño. Sin embargo, los trabajadores por turnos pueden poner en práctica varias estrategias para mejorar el sueño. Una de ellas es crear un entorno adecuado para dormir, manteniendo el dormitorio oscuro, tranquilo y fresco. Un horario de sueño constante también puede ayudar a regular el reloj interno. También es importante que los trabajadores por turnos den prioridad a las prácticas de autocuidado, como el ejercicio regular, una dieta sana y técnicas de relajación, para mejorar el sueño. Las siestas cortas durante las pausas en el trabajo pueden ayudar a aliviar la somnolencia y mejorar la función cognitiva. Los trabajadores por turnos pueden optimizar el sueño y el bienestar general a pesar de los retos de su horario de trabajo siguiendo estas estrategias.

EDUCACIÓN

La relación entre el sueño y la educación es una relación vital que a menudo se pasa por alto. Los estudios demuestran que el sueño es esencial para funciones cognitivas como la memoria, la concentración y la resolución de problemas. La falta de sueño puede causar una disminución del rendimiento académico dificultad para aprender nueva información y deterioro en la toma de decisiones. La privación crónica de sueño se ha asociado a peores calificaciones, menores tasas de abandono escolar e incluso problemas de salud mental entre los estudiantes. Por tanto, es imperativo que las instituciones educativas den prioridad a la promoción de hábitos de sueño saludables entre los estudiantes para garantizar un aprendizaje y un éxito académico óptimos. Si reconocemos la importancia del sueño en la educación, podremos apoyar mejor a los estudiantes para que alcancen el éxito académico y el bienestar.

IMPORTANCIA DEL SUEÑO PARA EL APRENDIZAJE Y LA MEMORIA

El sueño desempeña un papel crucial en la consolidación de la memoria y el aprendizaje, ya que permite al cerebro procesar y almacenar la información recogida a lo largo del día. Durante el sueño, el cerebro puede reorganizar y reforzar las conexiones neuronales, lo que mejora la memoria y la retención de la información. Las investigaciones han descubierto que las personas que duermen se concentran mejor y controlan mejor sus situaciones y la toma de decisiones. El sueño insuficiente también se ha asociado a diversos trastornos cognitivos, como la disminución de la memoria de atención y de la capacidad de aprendizaje. Por tanto, es importante que los estudiantes universitarios den prioridad al sueño para maximizar el rendimiento académico y el bienestar general.

PRIVACIÓN DE SUEÑO Y RENDIMIENTO ACADÉMICO

Se ha descubierto que la falta de sueño tiene un impacto negativo significativo en el rendimiento académico. La falta de sueño puede dificultar la concentración, la retención de la memoria y el procesamiento cognitivo, que son esenciales para el éxito académico. La privación de sueño puede perjudicar aún más la capacidad de tomar decisiones y aumentar las probabilidades de cometer errores. Los resultados de la falta de sueño entre los estudiantes pueden ser la dificultad para concentrarse en clase, comprender temas complejos y obtener buenos resultados en los exámenes. Para que los estudiantes mantengan un rendimiento académico óptimo es esencial dormir lo suficiente y con calidad cada noche.

LOS HORARIOS DE INICIO ESCOLAR Y SU IMPACTO EN EL SUEÑO DE LOS ADOLESCENTES

Empezar pronto el colegio tiene un impacto negativo en los patrones de sueño de los adolescentes y en su salud general. Los adolescentes tienen una tendencia biológica a quedarse despiertos hasta tarde por la noche y a acostarse más tarde por la mañana debido a los cambios hormonales que afectan a sus ritmos circadianos internos durante la pubertad. Cuando la escuela empieza temprano por la mañana, los estudiantes se ven obligados a menudo a despertarse antes de tiempo, lo que provoca privación de sueño. La privación crónica de sueño se ha relacionado con diversas consecuencias negativas, como un bajo rendimiento académico, alteraciones del estado de ánimo e incluso un mayor riesgo de accidentes de tráfico. Para promover una salud óptima y el éxito académico entre los adolescentes, es crucial que los centros escolares tengan en cuenta el efecto de sus horarios de inicio en el sueño de los alumnos y hagan los ajustes oportunos.

RENDIMIENTO DEPORTIVO

Varios estudios han demostrado una clara relación entre el sueño y el rendimiento deportivo. En particular, se ha demostrado que la falta de sueño perjudica diversos aspectos del rendimiento deportivo, como el tiempo de reacción, la velocidad de precisión y el bienestar físico y mental general. Los deportistas necesitan dormir lo suficiente cada noche para rendir al máximo. Las investigaciones sugieren que la falta de sueño no sólo puede provocar una disminución del rendimiento, sino que también puede aumentar el riesgo de lesiones y dificultar la recuperación. De ahí que entrenadores y deportistas deban valorar mucho la importancia de dormir para optimizar el rendimiento deportivo y la salud en general.

EL PAPEL DEL SUEÑO EN LA RECUPERACIÓN FÍSICA Y EL RENDIMIENTO

El sueño desempeña un papel fundamental en la recuperación de la salud y el rendimiento físicos. Durante el sueño, el cuerpo tiene la oportunidad de reparar y restaurar sus músculos y órganos. En el sueño profundo se liberan hormonas que promueven el crecimiento y la reparación muscular. Una parte del sueño permite al cuerpo reponer las reservas de energía y regular las hormonas que intervienen en el metabolismo y la respuesta al estrés. Sin un sueño adecuado, los deportistas pueden sufrir una disminución de la coordinación, tiempos de reacción lentos y un menor rendimiento. Las investigaciones también han demostrado que la falta de sueño puede provocar una disminución de la respuesta inmunitaria, un aumento de la inflamación y un mayor riesgo de lesiones. Por lo tanto, es esencial proporcionar un sueño adecuado y de calidad a los deportistas y a las personas que buscan una recuperación y un rendimiento físico óptimos.

TRASTORNOS DEL SUEÑO EN DEPORTISTAS

Los trastornos del sueño en los deportistas son un problema frecuente que puede tener consecuencias importantes en el rendimiento y el bienestar general. Las investigaciones han demostrado que los deportistas que han sido sometidos a programas de entrenamiento intensivos de competición con estrés y patrones de sueño alterados son más propensos a sufrir problemas de sueño. El sueño es crucial para la recuperación física y para mantener unos niveles óptimos de rendimiento. La falta de sueño puede provocar una disminución del tiempo de reacción, una disminución de la capacidad de toma de decisiones y un mayor riesgo de lesiones. Es importante que los deportistas den prioridad a las prácticas de higiene del sueño, como mantener una rutina nocturna constante, crear un entorno propicio para el sueño y evitar los estimulantes cerca de la hora de acostarse. Al abordar los trastornos del sueño y dar prioridad al descanso, los atletas pueden maximizar su potencial y aumentar su rendimiento general.

ESTRATEGIAS PARA OPTIMIZAR EL SUEÑO PARA EL ÉXITO DEPORTIVO

A medida que se implanta un cambio en el estilo de vida, un horario de sueño constante será clave para el éxito deportivo. Las investigaciones han demostrado que acostarse a la misma hora todos los días puede ayudar a regular el reloj interno del cuerpo, conocido como ritmo circadiano, que desempeña un papel crucial en muchas funciones corporales, incluida la física. Otra estrategia eficaz es crear una rutina relajante antes de acostarse, como la meditación o la lectura, para indicar al cuerpo que es hora de relajarse y dormir. Los deportistas también deben dar prioridad a su entorno de sueño, manteniendo la habitación oscura, fresca y silenciosa para favorecer un descanso ininterrumpido. Incorporar el ejercicio regular a la rutina diaria también puede mejorar la calidad del sueño, ya que se ha comprobado que la actividad física mejora la eficiencia del sueño y la calidad general del sueño. Aplicando estas estrategias, los atletas pueden optimizar el sueño para apoyar sus objetivos de entrenamiento y rendimiento.

LOS RESULTADOS EN LA SALUD A LARGO PLAZO

El sueño desempeña un papel fundamental en nuestra salud general, y los resultados de salud a largo plazo dependen en gran medida de la calidad y cantidad de sueño que tengamos. La falta de sueño se ha relacionado con una serie de problemas de salud, como la obesidad, la diabetes, las enfermedades cardiovasculares e incluso ciertos tipos de cáncer. Las investigaciones han demostrado que la privación prolongada de sueño puede alterar el equilibrio hormonal y provocar cambios en la regulación del apetito y el metabolismo. La falta de sueño también puede interferir en la memoria y la regulación del estado de ánimo, todos ellos factores cruciales para mantener una salud óptima. Es esencial tener una buena rutina a la hora de acostarse y asegurarse de que se duermen las siete a nueve horas recomendadas de sueño de calidad cada noche.

DURACIÓN DEL SUEÑO Y ESPERANZA DE VIDA

Los estudios han demostrado que se establece una fuerte relación entre la duración del sueño y la esperanza de vida. Las investigaciones sugieren que el sueño es una parte esencial de la vida diaria y puede tener efectos perjudiciales para la salud en general y aumentar el riesgo de enfermedades crónicas como la diabetes y la obesidad. Una buena cantidad de sueño se ha asociado a una mayor esperanza de vida y a una mejor calidad de vida. Esto pone de relieve la importancia de establecer hábitos de sueño saludables y dar prioridad al sueño para promover la longevidad y el bienestar general.

CALIDAD DEL SUEÑO Y ENVEJECIMIENTO

A medida que envejeces, la calidad de tu sueño disminuye debido a numerosos factores fisiológicos y psicológicos. Los adultos mayores suelen experimentar cambios en sus patrones de sueño, como menos tiempo de sueño profundo reparador y ciclos de sueño más fragmentados. Estos cambios pueden causar un aumento de la somnolencia diurna, fatiga y deterioro cognitivo. Las afecciones relacionadas con la edad, como la apnea del sueño, el síndrome de las piernas inquietas y el insomnio, también pueden alterar la calidad del sueño. Es esencial que los mayores den prioridad a su salud del sueño manteniendo un horario de sueño constante, creando un entorno de sueño cómodo y practicando técnicas de relajación antes de acostarse. Al mejorar la calidad del sueño, los adultos mayores pueden mejorar su bienestar general a medida que envejecen.

RIESGOS A LARGO PLAZO DE LOS TRASTORNOS DEL SUEÑO

Una de las cuestiones importantes en torno a los trastornos del sueño son los riesgos a largo plazo que plantean para la salud y el bienestar del individuo. La privación crónica de sueño se ha relacionado con un mayor riesgo de padecer enfermedades graves, como obesidad, diabetes, cardiopatías e incluso ciertos tipos de cáncer. Los trastornos del sueño también pueden interferir en la función cognitiva y provocar problemas de concentración de la memoria y de toma de decisiones. Estas alteraciones cognitivas pueden tener un profundo impacto en el rendimiento académico y profesional, dificultando potencialmente el éxito general del individuo en la vida personal y profesional. Los trastornos del sueño pueden contribuir además a problemas de salud mental, como la depresión y la ansiedad, agravando aún más el impacto negativo en la calidad de vida general del individuo. Es crucial que las personas que sufren trastornos del sueño busquen tratamiento pronto para mitigar los posibles riesgos a largo plazo asociados a un sueño insuficiente.

EL FUTURO DE LA CIENCIA DEL SUEÑO

El futuro de la ciencia del sueño promete futuros avances en la comprensión de Los complejos problemas del sueño y su repercusión en la salud humana. Con el avance de la tecnología, los investigadores pueden profundizar en los mecanismos de regulación del sueño, incluido el papel de la genética, los circuitos neuronales y las influencias hormonales. Esta comprensión puede conducir a intervenciones específicas para trastornos del sueño como la apnea del sueño, el insomnio y los trastornos del ritmo circadiano. La integración de la ciencia del sueño con otros campos como la psicología, la neurología y la genética podría mejorar aún más la comprensión del impacto del sueño en la función cognitiva, la regulación del estado de ánimo y la salud en general. A medida que la investigación siga ampliándose en este campo, es probable que el futuro de la ciencia del sueño aporte nuevos conocimientos e innovaciones que mejoren nuestra comprensión del sueño y, en última instancia, mejoren nuestra calidad de vida.

INVESTIGACIÓN EMERGENTE EN GENÉTICA DEL SUEÑO

Los investigadores en genética del sueño han introducido nuevos conocimientos sobre la intrincada relación entre nuestros genes y los patrones de sueño. Estudios recientes han identificado varios genes que intervienen en la regulación de diversos aspectos del sueño, como la duración y la calidad del sueño, así como la sincronización de los ciclos sueño-vigilia. Un hallazgo clave es que ciertas variaciones genéticas pueden predisponer a los individuos a trastornos del sueño como la narcolepsia y el insomnio. Estos conocimientos genéticos no sólo mejoran nuestra comprensión de los mecanismos biológicos que controlan el sueño, sino que también son prometedores para el desarrollo de tratamientos personalizados de los trastornos del sueño basados en la composición genética del individuo. A medida que el campo siga evolucionando, el descubrimiento de la base genética del sueño puede conducir a enfoques innovadores para optimizar la salud del sueño y abordar la creciente prevalencia de los trastornos relacionados con el sueño.

INNOVACIONES EN LOS TRATAMIENTOS DE LOS TRASTORNOS DEL SUEÑO

Uno de los avances más importantes en el tratamiento de los trastornos del sueño es el desarrollo de la terapia cognitivo-conductual para el insomnio (TCC-I). Esta terapia se centra en cambiar los pensamientos y comportamientos que contribuyen a una mala calidad del sueño, en lugar de depender de un único medicamento. Los estudios han demostrado que la TCC-I es tan eficaz para tratar el insomnio como las intervenciones farmacéuticas y sus efectos pueden ser más duraderos. Más recientemente, los avances tecnológicos, como los dispositivos portátiles y las aplicaciones móviles, han permitido formas más personalizadas y cómodas de seguir y mejorar los patrones de sueño. Estos avances en el tratamiento de los trastornos del sueño han revolucionado el campo y ofrecen a los pacientes más opciones y soluciones para mejorar su salud del sueño.

EL POTENCIAL DE LA MEDICINA PERSONALIZADA DEL SUEÑO

El potencial de la medicina personalizada del sueño reside en La capacidad de adaptar los planes de tratamiento a cada paciente en función de sus patrones de sueño únicos y Las causas subyacentes de los trastornos del sueño. El profesional sanitario puede identificar los factores específicos que contribuyen a los problemas de sueño de un paciente utilizando tecnologías avanzadas, como dispositivos portátiles de pruebas genéticas y algoritmos de inteligencia artificial. Este enfoque personalizado tiene el potencial de revolucionar el campo de la medicina del sueño ofreciendo soluciones más eficaces y sostenibles para las personas que sufren trastornos del sueño. Además, al abordar la causa fundamental de los trastornos del sueño en lugar de tratar los síntomas, la medicina personalizada del sueño puede promover la salud y el bienestar a largo plazo de los pacientes.

EL LUGAR DE TRABAJO

El sueño es un componente clave de la productividad en el trabajo y del bienestar general. Muchas personas sacrifican el sueño para trabajar más horas o asumir responsabilidades adicionales en nuestra acelerada sociedad. Sin embargo, la investigación ha demostrado que la privación de sueño puede afectar negativamente a la función cognitiva, la toma de decisiones y la regulación emocional, aspectos todos ellos cruciales en un entorno profesional. Los empresarios están empezando a reconocer la importancia de animar a los empleados a dar prioridad al sueño, y algunas empresas han puesto en marcha módulos de siesta u opciones de horario flexible para adaptarse a los distintos patrones de sueño. Promoviendo un equilibrio saludable entre la vida laboral y personal y reconociendo el valor de un descanso adecuado, las empresas pueden crear un entorno laboral más productivo para los empleados.

EL COSTE DE LA FALTA DE SUEÑO PARA LOS EMPRESARIOS

La privación de sueño entre los empleados puede suponer una importante carga económica para los empresarios. Las personas privadas de sueño corren un mayor riesgo de sufrir accidentes y lesiones en el lugar de trabajo, lo que se traduce en un aumento de los costes sanitarios y una disminución de la productividad. Las investigaciones demuestran que la privación de sueño cuesta a los empresarios miles de millones de dólares al año en absentismo presentismo y costes sanitarios. Los empresarios deben dar prioridad a la importancia del sueño para garantizar el bienestar y la eficacia de sus empleados. Los empresarios pueden mitigar el impacto negativo de la privación de sueño en su cuenta de resultados aplicando políticas y programas que promuevan hábitos de sueño saludables.

PROMOVER LA SALUD DEL SUEÑO EN EL ENTORNO LABORAL

Un aspecto clave para promover la salud del sueño en el entorno laboral es crear una cultura que valore y apoye el sueño reparador. Esto puede lograrse aplicando políticas que den prioridad al equilibrio entre la vida laboral y personal, ofrezcan opciones de horarios flexibles y animen a los empleados a hacer pausas durante el día. Además, proporcionar recursos como salas tranquilas para dormir la siesta, acceso a la luz natural y promover la actividad física durante las horas de trabajo puede contribuir a mejorar la calidad del sueño. Las empresas que adoptan estas medidas pueden mejorar la felicidad y la productividad de los empleados en general, pero también reducir el riesgo de accidentes y errores laborales relacionados con la falta de sueño.

EL PAPEL DE LA SIESTA EN LA PRODUCTIVIDAD LABORAL

Se ha demostrado que la siesta tiene un impacto significativo en la productividad en el lugar de trabajo. Las investigaciones han demostrado sistemáticamente que dormir siestas cortas durante la jornada laboral puede mejorar el rendimiento cognitivo, el estado de alerta y la satisfacción general en el trabajo. Un estudio de la NASA descubrió que la siesta mejoraba el rendimiento en un 34% y el estado de alerta en un 54%. También se ha relacionado la siesta con una disminución de los niveles de estrés y un menor riesgo de agotamiento, lo que conduce a mayores niveles de satisfacción laboral y bienestar general. Los empresarios que fomentan la siesta pueden obtener beneficios en términos de productividad, creatividad y retención de empleados. En general, el papel de la siesta en la productividad laboral debe considerarse una herramienta valiosa para mejorar el rendimiento y el bienestar.

SEGURIDAD EN EL TRANSPORTE

Estudios recientes demuestran que el sueño desempeña un papel crucial en la seguridad del transporte. La falta de sueño no sólo deteriora las funciones cognitivas, como el tiempo de reacción de la atención y la toma de decisiones, sino que también aumenta el riesgo de accidentes al conducir o manejar maquinaria. La conducción somnolienta se ha comparado con la conducción bajo los efectos del alcohol, ya que afecta a la capacidad de mantenerse alerta y concentrado en la carretera. Esto es especialmente preocupante dada la prevalencia de la privación de sueño en la sociedad moderna, en la que muchas personas no duermen las 7-9 horas recomendadas cada noche. Por ello, es esencial que los responsables políticos y las autoridades de transporte den prioridad a las campañas de concienciación sobre la importancia de un sueño adecuado para mantener la seguridad vial.

CONDUCCIÓN SOMNOLIENTA: RIESGOS Y ESTADÍSTICAS

La conducción somnolienta supone un riesgo importante para la seguridad pública en las carreteras, ya que puede afectar al tiempo de reacción del conductor, a su capacidad para tomar decisiones y a su función cognitiva general. Según cifras de la NHTSA, la conducción somnolienta es responsable de unos 72.000 accidentes, 44.000 lesiones y 800 muertes al año sólo en Estados Unidos. La falta de sueño y las horas de conducción fuera de las horas punta son factores comunes asociados a la conducción somnolienta. Además, las personas que trabajan muchas horas o de forma irregular, sufren trastornos del sueño o consumen alcohol o medicamentos que provocan somnolencia, corren un mayor riesgo de verse implicadas en un accidente. Por ello, es imprescindible que los conductores duerman lo suficiente antes de ponerse al volante para evitar las consecuencias potencialmente devastadoras de la conducción somnolienta.

NORMATIVA SOBRE SUEÑO Y DESCANSO EN EL SECTOR DEL TRANSPORTE

La seguridad de los pasajeros y de los trabajadores está sometida a una vigilancia constante por parte de la industria del transporte en lo que se refiere al sueño y al descanso. La Administración Federal de Seguridad de Autotransportes (AFSA) regula cuántas horas puede trabajar un conductor y cuánto debe descansar entre turnos. Los conductores de vehículos comerciales están obligados a hacer pausas después de un determinado número de horas en la carretera y deben tener al menos 10 horas de descanso entre turnos para permitir un descanso adecuado. Estas normas están diseñadas para evitar accidentes relacionados con la fatiga, que pueden ser especialmente peligrosos en el sector del transporte, donde hay vidas en juego. La AFSA no sólo protege a las personas del sector, sino que también fomenta la seguridad general en nuestras carreteras.

ESTRATEGIAS PARA PREVENIR LOS ACCIDENTES RELACIONADOS CON EL SUEÑO

Una estrategia propuesta para prevenir los accidentes relacionados con el sueño es aplicar ajustes de horario en profesiones en las que la fatiga y la somnolencia pueden tener consecuencias peligrosas, como los trabajadores sanitarios o los camioneros. La idea de cambiar el trabajo para permitir el descanso adecuado entre periodos de trabajo es disminuir los trastornos cognitivos asociados a la privación de sueño. Otra estrategia consiste en aumentar la concienciación y educar sobre la importancia de la higiene del sueño y los horarios regulares de sueño. Centrándose en los efectos perjudiciales de la privación de sueño sobre el rendimiento y la seguridad, las personas pueden estar más motivadas para dar prioridad al sueño y elegir estilos de vida más saludables. Además, los empresarios podrían ofrecer facilidades, como una sala de siesta o un horario flexible, para ayudar a los empleados a mantener un estado de alerta y una función cognitiva óptimos durante la jornada laboral. Es posible reducir el número de accidentes relacionados con el sueño y mejorar la seguridad en el lugar de trabajo combinando estas diversas estrategias.

EL ESPACIO: RETOS E INVESTIGACIÓN

Uno de los principales retos a los que se enfrentan los astronautas en el espacio es el sueño. En el espacio, en un entorno de microgravedad, los astronautas suelen tener dificultades para mantener unos patrones de sueño normales, lo que disminuye su rendimiento y su salud general. Las investigaciones sobre el sueño en el espacio han revelado una serie de factores que pueden alterarlo, como la falta de un ciclo natural día-noche, la mayor exposición a la luz y el ruido y la vibración constantes del. Los científicos están trabajando en el desarrollo de soluciones, como la aplicación estricta de horarios para las horas de sueño y vigilia, la creación de entornos confortables para dormir y la mejora de los sistemas de control de la iluminación y el ruido. Los investigadores esperan garantizar la salud y el bienestar de los astronautas en misiones de larga duración Comprendiendo los retos únicos del sueño en el espacio y desarrollando estrategias eficaces para abordarlos.

CONDICIONES DE SUEÑO ÚNICAS EN MICROGRAVEDAD

Un aspecto único del sueño en microgravedad es la ausencia de una orientación natural del cuerpo. El espacio ya no se rige por una dirección descendente, por lo que los astronautas flotan sin un peso de movimiento. Esta falta de orientación puede repercutir en la calidad del sueño, ya que los astronautas se sienten desorientados y tienen dificultades para permanecer en una misma posición. Además, la falta de gravedad puede hacer que el líquido se desplace hacia la cabeza, lo que provoca congestión y dolores de cabeza. Para combatir estos problemas, los astronautas disponen de dispositivos especiales para dormir, como sacos de dormir sujetos a las paredes o al suelo para mantenerse en su sitio. A pesar de estas adaptaciones, los trastornos del sueño siguen siendo frecuentes en el espacio, lo que subraya la necesidad de seguir investigando para mejorar la calidad del sueño en entornos de microgravedad.

GESTIÓN DEL SUEÑO PARA ASTRONAUTAS

La gestión del sueño es un aspecto crítico del éxito de la misión y de la seguridad de los astronautas. La NASA ha investigado a fondo los patrones y necesidades de sueño de los astronautas en el espacio, ya que la microgravedad y los ciclos alterados de luz y oscuridad en el espacio pueden alterar los ritmos circadianos naturales del cuerpo. Para hacer frente a estos problemas, los astronautas disponen de cabinas individuales equipadas con tecnología de cancelación del ruido e iluminación regulable para crear un entorno de sueño más propicio. Además, se evalúa periódicamente el sueño de los astronautas y se les anima a seguir un horario de sueño estructurado para promover un sueño reparador y rejuvenecedor. Al dar prioridad a un sueño adecuado y de calidad, los astronautas pueden optimizar la función cognitiva, el estado de ánimo y el rendimiento general en las misiones espaciales.

ESTUDIOS EN CURSO SOBRE EL SUEÑO ESPACIAL Y LA SALUD

La investigación actual sobre el sueño y la salud en el espacio está en curso y su importancia aumenta a medida que los seres humanos se aventuran más en el espacio. Los estudios realizados con astronautas a bordo de la Estación Espacial Internacional demuestran que el entorno de microgravedad puede tener profundos efectos sobre la calidad del sueño y la salud en general. Los investigadores están estudiando el impacto de los ritmos circadianos y la privación de sueño en la función cognitiva y el rendimiento en el espacio. Estos hallazgos son cruciales para desarrollar estrategias que promuevan un mejor sueño y mantengan una salud óptima de los astronautas durante las misiones espaciales de larga duración. Al comprender los mecanismos que subyacen a las alteraciones del sueño en el espacio, los científicos pueden mejorar potencialmente el bienestar de los astronautas y contribuir al éxito de futuras misiones espaciales.

FACTORES AMBIENTALES

La relación entre el sueño y los factores ambientales, como la temperatura, la exposición a la luz y el ruido, desempeña un papel importante en la determinación de la calidad y cantidad de sueño que recibe un individuo. El reloj interno conocido como ritmo circadiano del cuerpo está influido por señales externas como la luz solar y la oscuridad que ayudan a regular El ciclo sueño-vigilia. La exposición a luz brillante por la noche, como la de los aparatos eléctricos, puede alterar la producción de melatonina, una hormona que favorece el sueño. Los niveles de ruido en el entorno también pueden afectar a la capacidad de conciliar el sueño y permanecer dormido, ya que los ruidos fuertes o repentinos pueden interrumpir el ciclo del sueño. Mantener un entorno confortable para dormir, con una temperatura fresca, una exposición mínima a la luz y bajos niveles de ruido, puede ayudar a promover patrones de sueño saludables y el bienestar general.

LA CONTAMINACIÓN ACÚSTICA Y SU IMPACTO EN EL SUEÑO

La contaminación acústica influye en la calidad del sueño. Los estudios demuestran que el ruido puede alterar los patrones de sueño y provocar dificultades para conciliar el sueño durante la noche. Esto puede tener una serie de consecuencias negativas para la salud, como elevados niveles de estrés, disminución de la función cognitiva y deterioro de la función inmunitaria. La contaminación acústica procedente de fuentes como el tráfico, la construcción y la vida nocturna puede ser especialmente problemática en las zonas urbanas para las personas que intentan descansar bien por la noche. Es importante que las personas tomen medidas para mitigar los efectos de la contaminación acústica en su sueño, como utilizar tapones para los oídos o máquinas de ruido blanco para tener un sueño más tranquilo.

LA INFLUENCIA DE LA TEMPERATURA Y LA ROPA DE CAMA EN LA CALIDAD DEL SUEÑO

La temperatura y la ropa de cama son dos factores importantes que influyen en la calidad del sueño. Las investigaciones han demostrado que la temperatura ideal para un sueño óptimo está entre 15 y 20 °C. Cuando la habitación está demasiado fría o demasiado caliente puede alterar los ciclos naturales de sueño del organismo, lo que provoca noches de insomnio y una mala calidad del sueño. El tipo de cama y las sábanas utilizadas también pueden afectar a la calidad del sueño. Un colchón demasiado blando o demasiado firme pueden causar incomodidad y dar vueltas en la cama toda la noche. Es crucial encontrar el equilibrio adecuado de temperatura y cama para crear un entorno de sueño cómodo y propicio. Prestando atención a estos factores, las personas pueden mejorar la calidad de su sueño y, en última instancia, mejorar su salud y bienestar generales.

LA CONTAMINACIÓN LUMÍNICA Y SUS EFECTOS SOBRE EL SUEÑO

La contaminación lumínica en el mundo moderno es una preocupación creciente, ya que las fuentes de iluminación artificial tienen un impacto significativo en nuestra capacidad para dormir. El ritmo circadiano natural del cuerpo se interrumpe por la noche debido a la exposición a la luz azul emitida por los dispositivos electrónicos y las luces LED. Esta interrupción puede provocar dificultades para conciliar el sueño, así como una menor producción de melatonina, esencial para la regulación de los ciclos de sueño-vigilia. Los estudios demuestran que los habitantes de ciudades con altos niveles de contaminación lumínica son más propensos a experimentar alteraciones del sueño y somnolencia durante el día. Los efectos negativos de la contaminación lumínica sobre el sueño no se limitan a los adultos, sino que también afectan a los niños y adolescentes, con peores resultados académicos y problemas de conducta. Es importante que las personas sean conscientes de su exposición a la luz artificial por la noche y tomen medidas para crear un entorno de sueño oscuro y tranquilo que favorezca una calidad óptima del sueño y el bienestar general.

CONSUMO DE SUSTANCIAS

Para hablar de la relación entre el sueño y el consumo de sustancias, es importante tener en cuenta el impacto que pueden tener diversas sustancias en la calidad y la cantidad de sueño de las personas. Se sabe que el alcohol altera el ciclo del sueño, lo que provoca patrones de sueño fragmentados o poco profundos. Asimismo, los estimulantes como la cafeína pueden interferir en la capacidad del organismo para conciliar el sueño o lograr un sueño reparador. Además, ciertas drogas, como la marihuana o los medicamentos recetados, pueden tener efectos sedantes, ayudando inicialmente a conciliar el sueño, pero acabando por alterar la arquitectura general del sueño. Comprender cómo afectan las distintas sustancias al sueño puede aportar información valiosa para el desarrollo de intervenciones y estrategias de tratamiento para personas con trastornos por consumo de sustancias y alteraciones del sueño.

EL EFECTO DEL ALCOHOL EN EL SUEÑO

Se ha demostrado que el alcohol tiene un impacto significativo en la arquitectura del sueño y en la estructura general de los ciclos de sueño a lo largo de la noche. Aunque en un principio el alcohol puede ayudar a conciliar el sueño más rápidamente, las investigaciones indican que puede alterar la calidad general del sueño al disminuir el tiempo dedicado a las fases reparadoras del sueño profundo y del sueño de movimientos oculares rápidos (MOR). Esto puede dar lugar a patrones de sueño más fragmentados, aumentando el número de despertares durante la noche y disminuyendo la eficacia general del sueño. El alcohol también se ha relacionado con un aumento significativo de los trastornos respiratorios del sueño, como los ronquidos y la apnea del sueño, que comprometen aún más los beneficios reparadores del sueño. En general, los efectos del alcohol en la arquitectura del sueño demuestran la importancia de la moderación y del consumo consciente para mantener una salud óptima del sueño.

ALTERACIONES DEL SUEÑO ASOCIADAS AL CONSUMO DE DROGAS

Las drogas tienen un impacto significativo en los patrones de sueño de un individuo, y es probable que provoquen alteraciones que pueden tener repercusiones negativas en la salud y el bienestar general. Tanto las drogas ilícitas como las recetadas pueden alterar el ciclo natural de sueño-vigilia, provocando un sueño fragmentado o una somnolencia diurna excesiva. Las drogas estimulantes, como la metanfetamina y la cocaína, pueden suprimir la necesidad de dormir, lo que provoca periodos prolongados de insomnio y los consiguientes bajones de energía. Los depresores, como el alcohol y los opiáceos, pueden alterar la calidad y la duración del sueño, provocando un sueño no reparador y despertares frecuentes durante la noche. Además, los síntomas de abstinencia asociados al consumo de drogas pueden exacerbar aún más las alteraciones del sueño, dificultando el establecimiento y mantenimiento de hábitos de sueño saludables. En general, es importante que las personas que luchan contra el abuso de sustancias busquen ayuda profesional para abordar los problemas subyacentes que contribuyen a sus alteraciones del sueño y mejorar su calidad general del sueño.

EL TABACO Y SU IMPACTO EN LOS PATRONES DE SUEÑO

Está bien documentado que fumar tiene un impacto negativo en los patrones de sueño. La sustancia adictiva que contienen los cigarrillos actúa como un estimulante que puede interferir en la capacidad del organismo para conciliar el sueño. Además, fumar puede alterar el sueño al hacer que uno se despierte durante la noche. Los estudios han demostrado que los fumadores tienen más probabilidades de sufrir un sueño fragmentado y otros trastornos del sueño en comparación con los no fumadores. Además, la abstinencia de nicotina durante la noche puede provocar un sueño agitado y alterar el ciclo del sueño. En general, fumar puede tener un impacto negativo significativo en la calidad y la duración del sueño, como demuestra la importancia de dejar de fumar para mejorar la salud del sueño.

ENFERMEDADES CRÓNICAS

El sueño desempeña un papel crucial en el tratamiento de enfermedades crónicas como las cardiopatías y la obesidad. En numerosos estudios ha quedado bien documentada la relación entre la falta de sueño y una mala experiencia. Para las personas con enfermedades crónicas, dormir es esencial Para regular los niveles hormonales apoyar el sistema inmunitario y promover la salud en general. Un sueño inadecuado puede provocar un aumento de la inflamación, resistencia a la Insulina y aumento de peso, todo lo cual puede empeorar los síntomas asociados a las enfermedades crónicas. En resumen, las personas con enfermedades crónicas deben mantener un horario de sueño saludable para controlar mejor su salud y mejorar su calidad de vida.

ALTERACIONES DEL SUEÑO EN EL DOLOR CRÓNICO

Las alteraciones del sueño son un síntoma común y debilitante En los trastornos de dolor crónico que pueden empeorar significativamente la calidad de vida del paciente. La relación entre el dolor crónico y las alteraciones del sueño es compleja y bidireccional, ya que el dolor suele provocar dificultades para conciliar el sueño, permanecer dormido y lograr un sueño reparador. Las investigaciones han demostrado que los pacientes con dolor crónico tienen mayores niveles de fragmentación del sueño, menor eficiencia del sueño y más casos de trastornos del sueño como el insomnio. Además, la presencia de dolor puede aumentar los niveles de estrés, ansiedad y depresión, lo que puede alterar aún más los patrones de sueño. Es importante que los profesionales sanitarios traten tanto el dolor como las alteraciones del sueño de estos pacientes para mejorar su bienestar general y su calidad de vida.

EL SUEÑO Y SU RELACIÓN CON LA DIABETES

Un aspecto del sueño que ha atraído cada vez más atención es su asociación con la diabetes. El sueño insuficiente y la mala calidad del sueño se han relacionado con un mayor riesgo de diabetes tipo 2. Se cree que esto se debe al efecto del sueño en diversos procesos fisiológicos, como el metabolismo de la glucosa, la sensibilidad a la Insulina y la regulación hormonal. Además, dormir mal puede provocar resistencia a la Insulina, que es un factor clave en el desarrollo de la diabetes de tipo 2. Además, las alteraciones del ritmo circadiano controlado por el ciclo sueño-vigilia también pueden contribuir al desarrollo de la diabetes. Por tanto, la prevención de la diabetes mediante hábitos de sueño saludables y una cantidad adecuada de sueño de alta calidad pueden ser estrategias importantes para reducir el riesgo de diabetes y controlar la enfermedad en las personas ya diagnosticadas.

LA INTERACCIÓN ENTRE EL SUEÑO Y EL CÁNCER

Recientes estudios de investigación han explorado la relación entre el sueño y el cáncer. Las pruebas sugieren que los individuos que experimentan regularmente patrones de sueño deficientes, como una duración o calidad inadecuadas, tienen un mayor riesgo de padecer diversos tipos de cáncer. Esta interacción entre sueño y cáncer puede atribuirse a alteraciones del ritmo circadiano natural del organismo, que regula importantes funciones fisiológicas como la división celular y la reparación del ADN. También se ha demostrado que la falta de sueño interfiere en la función inmunitaria, lo que disminuye la capacidad de identificar y erradicar las células cancerosas. Por lo tanto, comprender la relación entre el sueño y el cáncer puede proporcionar información valiosa para desarrollar nuevas estrategias de tratamiento y métodos de prevención de esta enfermedad debilitante.

EQUILIBRIO HORMONAL

El sueño desempeña un papel importante en el mantenimiento del equilibrio hormonal, además de favorecer el bienestar general. El ciclo circadiano del cuerpo, conocido como ciclo sueño-vigilia, está estrechamente relacionado con la producción y regulación de hormonas como la hormona del crecimiento, la Insulina y el cortisol. El cuerpo trabaja durante el sueño para reparar los tejidos, regular el metabolismo y liberar hormonas clave que influyen en el crecimiento, la respuesta al estrés y el apetito. Los hábitos de sueño poco saludables contribuyen a una serie de problemas de salud, como la obesidad, la depresión y el deterioro cognitivo. Un horario de sueño constante y un buen descanso pueden contribuir al funcionamiento hormonal adecuado y al bienestar general.

LA INFLUENCIA DEL SUEÑO EN LA FUNCIÓN ENDOCRINA

Es bien sabido que el sueño desempeña un papel crucial en la regulación de distintos aspectos de nuestro sistema endocrino. Cuando dormimos, nuestro cuerpo libera hormonas importantes, como la hormona del crecimiento, que favorece la reparación y el crecimiento de los tejidos, y el cortisol, que regula el metabolismo y los niveles de estrés. Un elevado número de estudios han señalado una relación entre la privación de sueño y la producción y liberación de determinadas hormonas, como la Insulina y la leptina, que son actores cruciales en la regulación del apetito y el equilibrio energético. Estas alteraciones pueden provocar desequilibrios metabólicos, aumento de peso y un mayor riesgo de enfermedades crónicas como la diabetes y la obesidad. Para mantener una función endocrina y una salud general óptimas es esencial garantizar una cantidad adecuada de sueño de calidad.

LA RELACIÓN ENTRE EL SUEÑO Y LA HORMONA DEL CRECIMIENTO

El sueño desempeña un papel fundamental en la secreción de la hormona del crecimiento, que es esencial para un crecimiento y desarrollo sanos. El cuerpo libera mayores niveles de hormona del crecimiento durante la fase de sueño profundo, estimulando el crecimiento de los tejidos, la reparación muscular y la densidad ósea. Además, esta hormona ayuda a regular el metabolismo y a mantener niveles saludables de grasa corporal. Por lo tanto, la falta de sueño puede provocar alteraciones en la producción de hormonas del crecimiento que pueden afectar al crecimiento y desarrollo general de las personas. Es importante dar prioridad a unos hábitos de sueño saludables y mantenerlos para garantizar unos niveles adecuados de hormona del crecimiento y favorecer un crecimiento y desarrollo óptimos.

EL SUEÑO Y LAS HORMONAS REPRODUCTIVAS

El sueño desempeña un papel crucial en la regulación de las hormonas reproductivas, como la hormona luteinizante (HL) y la hormona foliculoestimulante (HFE), que son esenciales para la ovulación. La investigación ha demostrado que las interrupciones del sueño pueden provocar una disminución de los niveles de estas hormonas que puede contribuir a la infertilidad o a irregularidades menstruales. Posteriormente, la privación de sueño se ha relacionado con una menor producción de la hormona leptina, que regula el apetito y el metabolismo. Estos hallazgos ponen de relieve la intrincada relación entre el sueño y las hormonas reproductivas, lo que subraya la importancia de mantener unos hábitos de sueño saludables para la salud reproductiva en general.

MEDIOS DE COMUNICACIÓN POPULARES Y LA LITERATURA

El sueño se representa a menudo en los medios de comunicación populares y en la literatura de diversas formas que reflejan la importancia y la complejidad de esta función humana esencial. Desde novelas clásicas como "El sueño de una noche de verano", de William Shakespeare, hasta películas modernas como "Inception", de Christopher Nolan, a menudo se exploran los temas de los sueños, las pesadillas y la mente subconsciente. Las series de televisión como "La dimensión desconocida" también exploran a menudo el mundo surrealista del sueño y su impacto en la realidad. En estas representaciones, el sueño no es sólo un estado físico, sino una puerta a la exploración de la mente y lo desconocido. Esto sirve para enfatizar la mística que rodea al sueño y sus profundos efectos sobre la conciencia y la cognición.

LA REPRESENTACIÓN DEL SUEÑO EN EL CINE Y LA TELEVISIÓN

La representación del sueño en el cine y la televisión a menudo presenta una imagen sesgada y poco realista de esta función fisiológica esencial. A menudo se muestra a los personajes durmiéndose instantáneamente, sin tener en cuenta el tiempo que tardan en dormirse. Además, el contenido de los sueños suele ser sensacionalista, con personajes que experimentan visiones elaboradas y cargadas de emoción que se parecen muy poco a la naturaleza fragmentada y abstracta de los sueños reales. Estas representaciones exageradas no sólo perpetúan ideas erróneas sobre el sueño, sino que también contribuyen a la presión social para conseguir un sueño perfecto. En realidad, el sueño es un proceso complejo y dinámico que desempeña un papel crucial en el funcionamiento cognitivo, el bienestar emocional y la salud en general. Con una representación más exacta del sueño en los medios de comunicación podemos cultivar una mayor comprensión y aprecio de la importancia de la higiene del sueño.

EL SUEÑO EN LA LITERATURA Y LA POESÍA

Durante años, el sueño ha sido un tema predominante en la poesía y la literatura, y ha servido como metáfora de diversos aspectos de la experiencia humana. Desde el famoso verso de Shakespeare "Dormir para soñar" en Hamlet hasta la espeluznante descripción del sueño de Edgar Allan Poe en "El corazón delator", los escritores han explorado las complejidades del sueño y su impacto en el ser humano. En poesía, el sueño se asocia a menudo con un estado de descanso y renovación, pero también sirve como recordatorio de la mortalidad y la naturaleza fugaz de la vida. A través de sus vívidas imágenes y su conmovedor lenguaje, los poetas han captado la esencia del sueño y su conexión con nuestros miedos, deseos y emociones más profundos. El sueño sigue inspirando a los escritores a explorar los misterios de la mente inconsciente y el poder de los sueños, ya sea como fuente de consuelo o de terror.

MITOS E IDEAS ERRÓNEAS SOBRE EL SUEÑO EN LA CULTURA POPULAR

Aunque el sueño es un aspecto crucial de nuestra salud y bienestar generales, hay muchos mitos y conceptos erróneos que persisten en la cultura popular sobre él. Un error común es creer que todo el mundo necesita la misma cantidad de sueño cada noche, pero en realidad las necesidades individuales de sueño pueden variar mucho. Otro mito es que es posible "ponerse al día" durmiendo más los fines de semana o haciendo siestas durante el día. Sin embargo, la ciencia demuestra que dormir es más importante que intentar recuperar las horas perdidas. Además, la idea de que la gente puede funcionar tan bien con unas pocas horas de sueño como con una noche completa de sueño no es cierta, ya que la privación de sueño puede tener graves consecuencias. Creo que es importante desmentir estos mitos y conceptos erróneos para promover una mejor comprensión de la importancia del sueño en nuestras vidas.

METODOLOGÍAS DE INVESTIGACIÓN DEL SUEÑO

En el campo de la investigación del sueño es crucial comprender las distintas metodologías utilizadas para estudiar los patrones y comportamientos del sueño, a fin de adquirir y analizar los datos con precisión. Las Metodologías de Investigación del Sueño describen las distintas técnicas y herramientas utilizadas para medir la calidad, duración y eficacia del sueño. Estos métodos incluyen la polisomnografía, la actigrafía y los cuestionarios, que proporcionan información valiosa sobre los patrones de sueño de una persona y su salud general del sueño. Los investigadores pueden comprender mejor el efecto del sueño en la salud y el bienestar generales utilizando estas metodologías, lo que conduce a avances en el campo de la ciencia del sueño y a posibles intervenciones para los trastornos del sueño.

LA POLISOMNOGRAFÍA Y LAS TÉCNICAS DE ESTUDIO DEL SUEÑO

Una polisomnografía, también conocida como estudio del sueño, es una prueba diagnóstica que registra diversos parámetros fisiológicos durante el sueño para evaluar los patrones de sueño y diagnosticar trastornos del sueño. Esta técnica consiste en monitorizar la actividad física de los movimientos oculares individuales durante el sueño la actividad muscular la frecuencia cardiaca y los patrones respiratorios. Los profesionales sanitarios pueden identificar anomalías en la arquitectura del sueño, como alteraciones en las fases del sueño o interrupciones de la respiración, que pueden indicar trastornos subyacentes del sueño, como apnea del sueño o insomnio. La polisomnografía se considera el patrón oro para diagnosticar los trastornos del sueño y desempeña un papel crucial en el desarrollo de planes de tratamiento eficaces para las personas que sufren trastornos del sueño.

EL USO DE LA ACTIGRAFÍA EN LA INVESTIGACIÓN DEL SUEÑO

La actigrafía es un método utilizado en la investigación del sueño para medir objetivamente los patrones y la duración del sueño. Esta técnica no invasiva implica el uso de un pequeño dispositivo en la muñeca que realiza un seguimiento de los movimientos y los niveles de actividad a lo largo de la noche. Analizando estos datos, los investigadores pueden obtener información valiosa sobre el ciclo sueño-vigilia de una persona, incluida la duración total del sueño, la eficiencia del sueño y las alteraciones del ritmo circadiano. La actigrafía se ha convertido en una herramienta esencial en la investigación del sueño debido a su cómoda precisión y a su capacidad para proporcionar una monitorización continua de los patrones de sueño durante un periodo prolongado. La actigrafía desempeñará un papel aún más importante en la comprensión de las complejidades del sueño y en el desarrollo de intervenciones eficaces para los trastornos del sueño, a medida que la tecnología siga avanzando.

AVANCES EN NEUROIMAGEN PARA EL ANÁLISIS DEL SUEÑO

Los avances en neuroimagen han revolucionado el campo del análisis del sueño al proporcionar a los investigadores una comprensión más profunda de los intrincados procesos que intervienen en la regulación del sueño y. Técnicas como la resonancia magnética funcional (RMf) y la electroencefalografía (EEG) permiten visualizar la actividad cerebral durante las distintas fases del sueño, revelando patrones y conexiones hasta ahora desconocidos. Estas herramientas han permitido a los investigadores identificar regiones específicas del cerebro que desempeñan un papel crucial en los ciclos del sueño y arrojar luz sobre la compleja interacción entre los neurotransmisores, las hormonas y las redes neuronales que rigen nuestro sueño-vigilia. La neuroimagen, en particular, ha abierto nuevas vías para estudiar trastornos del sueño como la apnea del sueño y el insomnio, al proporcionar valiosos conocimientos sobre los mecanismos neurológicos subyacentes. Los avances en neuroimagen han mejorado enormemente nuestra comprensión de la neurociencia del sueño, allanando el camino a tratamientos e intervenciones más eficaces para las enfermedades relacionadas con el sueño.

INICIATIVAS SOBRE EL SUEÑO Y LA SALUD PÚBLICA

En los últimos años se ha reconocido cada vez más la importancia del sueño para la salud pública. El sueño insuficiente se asocia a una serie de consecuencias negativas para la salud, como la obesidad, las enfermedades cardiovasculares y los trastornos mentales, como se señala en el informe de la Fundación Nacional del Sueño sobre la salud del sueño y la salud pública. Por ello, se han puesto en marcha iniciativas de salud pública para promover hábitos de sueño saludables y dar prioridad al sueño como componente crucial del bienestar general. Estas iniciativas incluyen campañas de educación comunitaria programas de bienestar en el lugar de trabajo y políticas que ayudan a reducir las barreras al sueño. Al abordar los factores sociales que contribuyen a una mala calidad del sueño, como el tiempo excesivo frente a la pantalla y los horarios de trabajo exigentes, estas iniciativas tienen el potencial de mejorar significativamente los resultados de la salud pública y reducir la carga de los trastornos relacionados con el sueño en las personas y.

CAMPAÑAS NACIONALES DE CONCIENCIACIÓN SOBRE EL SUEÑO

La promoción de la higiene del sueño y la educación del público sobre las consecuencias negativas de la falta de sueño son cruciales. Estas campañas suelen destacar el hecho de que un sueño insuficiente puede provocar multitud de problemas de salud, como enfermedades cardiacas, obesidad y deterioro cognitivo. Estas campañas pretenden mejorar la salud y el bienestar de las personas concienciándolas sobre la importancia de descansar adecuadamente cada noche. Además, proporcionan consejos y estrategias útiles para mejorar la calidad del sueño, como crear un entorno confortable para dormir y establecer una rutina regular a la hora de acostarse. En última instancia, las Campañas Nacionales de Concienciación sobre el Sueño desempeñan un papel vital en la promoción de hábitos de sueño más saludables y animan a las personas a dar prioridad a su bienestar general.

POLÍTICAS DE SALUD PÚBLICA SOBRE LA EDUCACIÓN DEL SUEÑO

En los últimos años, las políticas de salud pública se han centrado cada vez más en la importancia de la educación sobre el sueño para promover el bienestar general y prevenir enfermedades crónicas. Un número creciente de investigaciones ha demostrado el importante impacto del sueño en la salud mental, lo que pone de relieve la necesidad de aumentar la concienciación y la educación sobre la importancia de unas buenas prácticas de higiene del sueño. Las iniciativas de salud pública encaminadas a mejorar los hábitos de sueño y aumentar el conocimiento público de la importancia del sueño han incluido campañas para concienciar sobre los efectos negativos de la mala calidad del sueño y proporcionar a las personas herramientas y recursos para mejorar sus hábitos de sueño. Estas políticas son esenciales para abordar la prevalencia generalizada de los trastornos del sueño y promover prácticas de sueño más saludables entre la población general. La educación sobre el sueño puede ser un paso útil para mejorar las estrategias de salud pública, capacitando a los individuos para mejorar su salud general y su calidad de vida.

PROGRAMAS COMUNITARIOS DE PROMOCIÓN DE LA SALUD DEL SUEÑO

Los programas comunitarios de salud del sueño son cruciales para hacer frente a la creciente prevalencia de los trastornos del sueño y del sueño deficiente en nuestra sociedad. Estos programas pueden ayudar a las personas a comprender mejor sus propios patrones de sueño y a realizar cambios positivos en sus rutinas diarias, educando al público sobre la importancia de una buena higiene del sueño y proporcionando recursos para mejorar la calidad del sueño. Estos programas pueden ir desde talleres informativos y seminarios sobre la salud del sueño hasta iniciativas dirigidas por la comunidad que promuevan la actividad física y la reducción del estrés como formas de mejorar el sueño. Los programas tienen el potencial de mejorar la salud pública en general y reducir la carga que suponen los trastornos del sueño tanto para las personas como para los sistemas sanitarios Promoviendo prácticas de sueño saludables en la comunidad.

IMPACTO ECONÓMICO DE LOS TRASTORNOS DEL SUEÑO

El impacto económico de los trastornos del sueño puede ser importante, tanto para los individuos como para la sociedad en su conjunto. Las investigaciones han demostrado que las personas con trastornos crónicos del sueño tienen más probabilidades de faltar al trabajo o de ser menos productivas en él. Se calcula que Estados Unidos pierde miles de millones de dólares al año debido a la disminución de la productividad y al aumento de los costes sanitarios asociados a los trastornos del sueño. Además, quienes padecen trastornos del sueño pueden experimentar tasas más elevadas de accidentes o lesiones, lo que puede asociarse a costes adicionales tanto para las personas como para la sociedad. El impacto económico de los trastornos del sueño subraya la importancia de abordar estas cuestiones no sólo para mejorar la salud y el bienestar individuales, sino también para impulsar la productividad económica.

COSTES SANITARIOS RELACIONADOS CON LOS TRASTORNOS DEL SUEÑO

El aumento de los costes asociados a los trastornos del sueño es una de las principales preocupaciones de la sanidad estadounidense. Se calcula que la carga económica de los trastornos del sueño supera los 300.000 millones anuales, según un estudio de la Academia Americana de Medicina del Sueño. Esto incluye costes indirectos, como los gastos médicos de diagnóstico y tratamiento, así como la pérdida de productividad y los accidentes causados por la privación de sueño. El sueño inadecuado se ha relacionado con diversos problemas de salud, como la diabetes, la obesidad y las enfermedades cardiovasculares, que elevan los costes sanitarios. Como la prevalencia de los trastornos del sueño sigue aumentando, es imperativo que los responsables políticos y los profesionales sanitarios den prioridad al diagnóstico y tratamiento de estas afecciones para aliviar la carga económica.

PÉRDIDA DE PRODUCTIVIDAD POR PROBLEMAS DE SUEÑO

La pérdida de productividad debida a problemas de sueño es una grave preocupación que afecta tanto a las personas como a las empresas. Los estudios han demostrado que la privación de sueño puede provocar una disminución de la cognición, un deterioro de la toma de decisiones y una reducción de los niveles de concentración. Esto puede dar lugar a un trabajo de menor calidad, menor eficacia y mayores errores en las tareas. Además, las personas privadas de sueño tienen más probabilidades de sufrir alteraciones del estado de ánimo, lo que puede afectar a la comunicación y la colaboración con los compañeros. De hecho, las investigaciones han descubierto que la privación de sueño en el lugar de trabajo supone miles de millones de dólares cada año. La importancia de la salud del sueño debe ser la principal preocupación de los empresarios que pretenden aumentar su productividad y la prosperidad de su plantilla.

BENEFICIOS ECONÓMICOS DE UNA GESTIÓN EFICAZ DE LOS TRASTORNOS DEL SUEÑO

Gestionarlos eficazmente puede reportar importantes beneficios económicos a las personas y a la sociedad en su conjunto. Los estudios demuestran que las personas con trastornos del sueño no tratados sufren a menudo una disminución de la productividad y un deterioro cognitivo que conducen a un aumento del absentismo y el presentismo laboral. Esto puede dar lugar a pérdidas económicas sustanciales para los empresarios debido a la disminución del rendimiento y la eficacia. El hecho de que los trastornos del sueño causen los costes médicos más elevados también se atribuye a un mayor riesgo de padecer enfermedades cardiovasculares, diabetes y obesidad. Si se controlan eficazmente los trastornos del sueño, las personas pueden mejorar su salud y bienestar generales mediante cambios en el estilo de vida, terapia conductual y tratamiento médico, lo que se traduce en una reducción de los costes sanitarios y un aumento de la productividad laboral. La inversión en trastornos del sueño puede tener, en última instancia, un impacto positivo en la estabilidad financiera individual y en la economía en general.

SISTEMA JURÍDICO

El sueño se ha convertido en un tema de preocupación dentro del sistema jurídico, ya que la investigación ha demostrado el importante impacto de la privación de sueño y los trastornos del sueño en el funcionamiento cognitivo, la toma de decisiones y el bienestar general. En los últimos años, los tribunales han empezado a considerar el papel del sueño en los casos penales, especialmente cuando los acusados alegan que la falta de sueño merma su capacidad de funcionamiento o de juicio. La ley también empezó a abordar la cuestión de los accidentes por conducción somnolienta a mediante la aplicación de normativas y políticas destinadas a promover hábitos de sueño saludables y prevenir los riesgos relacionados con el sueño. A medida que siga aumentando nuestra comprensión de la importancia del sueño para mantener una mente y un cuerpo sanos, es probable que el sistema jurídico incorpore cada vez más la ciencia del sueño a sus procesos de toma de decisiones y a sus políticas.

CONSIDERACIONES JURÍDICAS DE LOS DELITOS RELACIONADOS CON EL SUEÑO

La complejidad del proceso legal para examinar los delitos relacionados con el sueño es un factor importante. Una cuestión importante es la de la intención: ¿debe considerarse responsable de sus actos a una persona que comete un delito cuando duerme mientras camina?. En muchos casos, los individuos pueden no tener la intención de cometer un delito cuando duermen mientras caminan. Sin embargo, el sistema jurídico debe considerar cuidadosamente si la acción de la persona cumple los criterios de responsabilidad penal. También está la cuestión de cómo los trastornos del sueño y los medicamentos que afectan al sueño pueden afectar al comportamiento de una persona y a su capacidad para controlar sus acciones. Estos factores deben sopesarse cuidadosamente en el contexto de las consecuencias jurídicas de los delitos relacionados con el sueño.

LOS TRASTORNOS DEL SUEÑO COMO DEFENSA EN CASOS JUDICIALES

En los últimos años se reconoce cada vez más el papel potencial de los trastornos del sueño como defensa en los juicios. Los trastornos del sueño, como el sonambulismo o el insomnio, pueden afectar significativamente al comportamiento y a la capacidad de tomar decisiones de una persona. Como consecuencia, las personas pueden adoptar conductas perjudiciales o incluso delictivas mientras padecen un trastorno del sueño, sin ser plenamente conscientes de sus actos. A medida que aumenta la comprensión de las complejidades de los trastornos del sueño, es vital que el sistema legal considere el impacto de estos trastornos en las acciones de los individuos y su responsabilidad en el ámbito legal. Al abordar el papel de los trastornos del sueño en los casos legales, el sistema jurídico puede esforzarse por lograr un enfoque más justo y humano a la hora de abordar el comportamiento delictivo.

NORMAS SOBRE LAS HORAS DE SUEÑO Y DE TRABAJO

Las normativas sobre las horas de trabajo y sueño son esenciales para mantener el bienestar y el rendimiento de las personas en diversas profesiones, especialmente las que se encuentran en ámbitos de gran tensión o demanda, como el transporte sanitario y el ejército. Estas normativas pretenden garantizar que los individuos reciban el descanso y la recuperación adecuados para evitar errores y accidentes derivados de la fatiga. El Consejo de Acreditación para la Educación Médica de Posgrado (CAEMP) impuso horas de guardia a los residentes de Medicina para evitar el agotamiento y mejorar la seguridad de los pacientes. La Administración Federal de Aviación también tiene normativas estrictas sobre el tiempo de vuelo y los periodos de descanso de los pilotos para evitar accidentes relacionados con la fatiga. Las organizaciones que hacen cumplir la normativa sobre las horas de trabajo pueden promover la mejora de la salud general y el rendimiento de los empleados.

EVOLUCIÓN HUMANA

Uno de los aspectos más interesantes del sueño es su papel en la evolución humana. En respuesta a las cambiantes condiciones ambientales, las estructuras sociales y los avances tecnológicos, los patrones de sueño han evolucionado y siguen evolucionando en todo el mundo. La forma en que duermen los humanos es muy diferente de cómo dormían nuestros antepasados hace miles de años. La iluminación artificial y la electricidad de los últimos años han alterado drásticamente nuestros ciclos de sueño-vigilia, provocando trastornos en nuestros ritmos circadianos naturales. El auge de la sociedad moderna ha aumentado además la prevalencia de trastornos del sueño como el insomnio y la apnea del sueño, que eran menos frecuentes en las sociedades de cazadores-recolectores. Comprender la evolución del sueño puede ayudarnos a entender cómo nuestro pasado ancestral influye en nuestros patrones de sueño y comportamientos actuales, y puede ayudarnos a mejorar la calidad de nuestro sueño y nuestra salud en general.

TEORÍAS EVOLUTIVAS DE LOS PATRONES DE SUEÑO

Las teorías evolutivas de los patrones de sueño sugieren que el sueño cumple importantes funciones biológicas que se han conservado a lo largo de nuestra historia evolutiva. Una teoría postula que el sueño permite a los organismos conservar energía durante periodos de actividad reducida, mientras que otra sugiere que el sueño ayuda a la consolidación de los recuerdos y al procesamiento de la información obtenida durante. Más recientemente, algunos científicos creen que el sueño podría haber evolucionado como una forma de proteger a los organismos de los depredadores durante el vulnerable periodo de oscuridad. Estas teorías aportan valiosos conocimientos sobre la naturaleza adaptativa del sueño y su papel esencial en el mantenimiento de la salud y el bienestar generales.

EL SUEÑO EN LA PREHISTORIA Y EN LAS SOCIEDADES CAZADORAS-RECOLECTORAS

El sueño desempeñó un papel crucial en la supervivencia y la rutina diaria de los individuos en la prehistoria y en las sociedades de cazadores-recolectores. Sin las distracciones y fuentes de luz artificial que tenemos hoy en día, estos pueblos antiguos confiaban en los ciclos de luz natural para regular sus patrones de sueño. Normalmente dormían más durante la noche y alineaban su vigilia con la salida del sol. Nuestros antepasados consiguieron dar prioridad al descanso y la relajación A pesar de las duras condiciones y la amenaza constante de los depredadores, comprendieron la importancia de recargar sus cuerpos y mentes para los retos del día siguiente. La falta de comodidades modernas, como la electricidad y los dispositivos electrónicos, les permitía mantener unos hábitos de sueño más saludables y evitar las interrupciones habituales en nuestra sociedad actual.

LA EVOLUCIÓN DE LOS TRASTORNOS DEL SUEÑO

Los trastornos del sueño han evolucionado a lo largo de los años a medida que evolucionaba nuestra comprensión del cuerpo y el cerebro humanos. Desde la era antigua, en la que los trastornos del sueño se atribuían a menudo a causas sobrenaturales, hasta la era moderna, en la que tenemos un conocimiento detallado de los procesos fisiológicos y psicológicos implicados en el sueño, el estudio de los trastornos del sueño ha avanzado significativamente. Hoy en día hemos identificado numerosos tipos diferentes de trastornos del sueño, que van desde la apnea del sueño hasta la narcolepsia y el síndrome de las piernas inquietas. Cada trastorno presenta sus propios retos y requiere su propio enfoque terapéutico específico. A medida que aumentan nuestros conocimientos sobre los trastornos del sueño, también lo hace nuestra capacidad para diagnosticarlos y tratarlos, mejorando la vida de innumerables personas que padecen estos trastornos.

MODELOS ANIMALES

En el estudio del sueño en modelos animales se han logrado avances significativos en la comprensión de los mecanismos y funciones del sueño. Los modelos animales, como las ratas y los ratones, han proporcionado valiosos conocimientos sobre los procesos neurobiológicos que regulan el ciclo sueño-vigilia. La investigación con estos modelos ha dilucidado el papel de regiones cerebrales y neurotransmisores específicos en la promoción y el mantenimiento del sueño. Otros estudios han ayudado a descubrir la importancia del sueño en la consolidación de la memoria, la función inmunitaria y la salud en general. Los investigadores han podido manipular factores genéticos y ambientales utilizando modelos animales para seguir investigando la intrincada relación entre el sueño y diversos procesos fisiológicos. Estos descubrimientos no sólo han profundizado nuestra comprensión del sueño, sino que también han proporcionado posibles dianas para intervenciones terapéuticas que aborden los trastornos del sueño y mejoren los resultados generales de salud.

ESTUDIOS COMPARATIVOS DEL SUEÑO ENTRE ESPECIES

Un aspecto fascinante de la ciencia del sueño son los estudios comparativos realizados entre distintas especies. Al estudiar los patrones de sueño y el comportamiento de distintos animales, los investigadores han podido obtener valiosos conocimientos sobre la función y la finalidad del sueño. Los estudios han demostrado que tanto los mamíferos como las aves presentan movimientos oculares rápidos, que se consideran importantes para la consolidación de la memoria y la función cognitiva general (sueño REM). A diferencia de las moscas de la fruta, algunas especies apenas muestran indicios de sueño REM, lo que plantea interrogantes sobre la necesidad de esta fase del sueño. Los investigadores también han descubierto que algunas especies, como los delfines y algunas aves, tienen un sueño unihemisférico, en el que sólo un hemisferio del cerebro está dormido, mientras que el otro permanece parcialmente activo. Estos estudios comparativos del sueño no sólo arrojan luz sobre la importancia evolutiva del sueño, sino que también desafían nuestra comprensión de sus variadas funciones en diversas especies.

LA INVESTIGACIÓN CON ANIMALES CONTRIBUYE A LA CIENCIA DEL SUEÑO HUMANO

La investigación con animales ha sido decisiva para ayudar a los científicos a comprender los complejos mecanismos que subyacen al sueño. Los investigadores han podido descubrir importantes conocimientos sobre las funciones del sueño y su repercusión en la salud general estudiando el comportamiento y la actividad cerebral de los animales durante las distintas fases del sueño. El estudio de ratas ha demostrado que ciertos neurotransmisores, como la serotonina y la dopamina, desempeñan un papel clave en la regulación de los ciclos de sueño-vigilia. Otros experimentos realizados en ratones han indicado la importancia de regiones cerebrales específicas, como el hipotálamo, en el control de los patrones de sueño. Utilizando los conocimientos adquiridos en la investigación animal, los científicos pueden desarrollar nuevos tratamientos para los trastornos del sueño y mejorar nuestra comprensión de la importancia del sueño para la función cognitiva y el bienestar general.

PATRONES DE SUEÑO EN ANIMALES ACUÁTICOS VS. TERRESTRES ANIMALES TERRESTRES

Al estudiar los patrones de sueño de los animales acuáticos frente a los terrestres, se hace evidente que existen diferencias significativas en la forma de dormir de cada animal. Los animales acuáticos, como las ballenas y los delfines, tienen la capacidad de dormir con un solo hemisferio cerebral a la vez, lo que les permite mantener funciones esenciales como la respiración y el movimiento. En cambio, los animales terrestres, como los humanos y muchos mamíferos, experimentan periodos consolidados de sueño profundo y sueño REM, que son cruciales para la consolidación de la memoria y la función cognitiva. Estos diferentes patrones de sueño se deben probablemente a los entornos únicos en los que viven estos animales y a las diferentes exigencias que conlleva vivir en el agua frente a la tierra.

NUTRICIÓN

El sueño y la nutrición son aspectos interrelacionados de nuestra salud y bienestar. Está bien documentado que la falta de sueño reparador puede afectar negativamente a nuestras elecciones dietéticas y hábitos alimentarios. Cuando te privas de sueño, tus hormonas reguladoras del hambre y la saciedad, como la grelina y la leptina, se desequilibran, lo que provoca un mayor deseo de consumir alimentos poco saludables y ricos en calorías. La falta de sueño puede impedir nuestra capacidad para tomar decisiones racionales y controlar los impulsos, lo que nos hace más propensos a ceder a las tentaciones de los alimentos azucarados y grasos. Una dieta pobre rica en azúcar y alimentos procesados puede alterar nuestros patrones de sueño y causar dificultades para conciliar el sueño y permanecer dormidos durante toda la noche. Por tanto, es esencial tener una dieta y un sueño equilibrados para gozar de una salud y un bienestar óptimos.

INFLUENCIAS DE LA DIETA EN LA CALIDAD DEL SUEÑO

Al examinar la relación entre la dieta y la calidad del sueño, resulta evidente que ciertos factores dietéticos pueden afectar significativamente a la capacidad de conciliar el sueño. Los investigadores han demostrado que consumir alimentos ricos en azúcar cafeína y carbohidratos procesados puede alterar el ciclo natural de sueño-vigilia del organismo y provocar dificultades para conciliar el sueño y. En cambio, los alimentos ricos en triptófano magnesio y melatonina, como las verduras de hoja verde, el pavo y las cerezas ácidas, pueden favorecer la relajación y mejorar la calidad del sueño. Del mismo modo, evitar las comidas copiosas y beber cerca de la hora de acostarse también puede afectar positivamente a los patrones de sueño. Por tanto, elegir conscientemente los alimentos puede desempeñar un papel crucial en la mejora de la calidad del sueño y el bienestar general.

EL PAPEL DE LOS MACRONUTRIENTES EN EL SUEÑO

El papel de los macronutrientes en el sueño es un aspecto crucial, pero a menudo pasado por alto, para garantizar un sueño y una recuperación de calidad. Los hidratos de carbono, las proteínas y las grasas son macronutrientes esenciales que desempeñan funciones específicas en la regulación de los patrones de sueño y la salud en general. Los hidratos de carbono proporcionan energía al organismo, lo que puede favorecer la relajación y mejorar la calidad del sueño. Las proteínas son necesarias para la construcción y reparación de los tejidos, incluidos los del cerebro que regulan el sueño. Las grasas saludables, como los ácidos grasos omega-3, pueden reducir la inflamación y mejorar la cognición, lo que a su vez puede mejorar la calidad del sueño. Una dieta equilibrada que incluya los tres macronutrientes es esencial para un ciclo de sueño sano y para el bienestar general.

VITAMINAS, MINERALES Y SUS EFECTOS SOBRE EL SUEÑO

Si se considera la conexión entre las vitaminas minerales y el sueño, el papel del magnesio en el sueño es un factor importante. El magnesio es un mineral que desempeña un papel clave en la regulación de los neurotransmisores implicados en el sueño y la relajación, como el AGA. Los estudios han demostrado que la deficiencia de magnesio puede causar dificultades para conciliar el sueño y permanecer dormido. Ciertas vitaminas del grupo B, como la B6 y la B12, también intervienen en la producción de neurotransmisores como la serotonina y la melatonina, que son esenciales para regular el ciclo sueño-vigilia. Una ingesta equilibrada de estas vitaminas puede ayudar a promover un buen sueño. La carencia de vitamina D se asocia a una mala calidad del sueño y a alteraciones del ciclo sueño-vigilia. Por tanto, una dieta equilibrada y rica en estos nutrientes esenciales puede influir positivamente en la calidad del sueño y el bienestar general.

RETOS DE LA SALUD MUNDIAL

El sueño desempeña un papel crucial en el mantenimiento de nuestra salud física y mental, y su importancia no puede exagerarse en el contexto de los retos sanitarios mundiales. El sueño inadecuado se ha relacionado con una serie de problemas de salud, como la depresión, las enfermedades cardiacas y la obesidad. La Organización Mundial de la Salud ha reconocido que el sueño es un componente clave de la salud en general y ha subrayado la necesidad de un sueño adecuado para prevenir y tratar las enfermedades crónicas. Un enfoque global para eliminar la privación de sueño es esencial para mejorar los resultados de salud pública y reducir la carga de enfermedad en todo el mundo. ¿Es vital dar prioridad al sueño como aspecto fundamental de la asistencia sanitaria y tomar medidas para garantizar que las personas tengan acceso a los recursos y el apoyo necesarios para mantener unos hábitos de sueño saludables?.

TRASTORNOS DEL SUEÑO EN LOS PAÍSES EN DESARROLLO

Los trastornos del sueño en los países en desarrollo son un importante problema de salud pública, y el acceso limitado a los recursos sanitarios agrava el problema. Factores como la pobreza, las condiciones de vida hacinadas y los altos niveles de estrés contribuyen a aumentar la prevalencia de los trastornos del sueño en estas regiones. El deterioro de la disponibilidad de educación y concienciación sobre la importancia de unos hábitos de sueño saludables se suma a esta carga. Sin un diagnóstico y tratamiento adecuados, los habitantes de los países en desarrollo se enfrentan a graves consecuencias, como el deterioro de la función cognitiva, la reducción de la calidad de vida y un mayor riesgo de padecer enfermedades crónicas. La prevención de los trastornos del sueño en estas regiones requiere un enfoque polifacético que incluya aumentar el acceso a los servicios sanitarios, concienciar sobre la importancia de la salud del sueño y abordar los determinantes sociales que contribuyen a los trastornos del sueño.

LOS PROBLEMAS DEL SUEÑO EN LAS CIUDADES SUPERPOBLADAS

Los problemas de sueño son especialmente graves en las ciudades superpobladas. La contaminación acústica, las condiciones de hacinamiento y el uso de altas concentraciones de luz artificial pueden contribuir a alterar los patrones de sueño y, a la larga, provocar trastornos del sueño. El ajetreo constante de la vida urbana puede aumentar aún más el estrés y la ansiedad con problemas de sueño. Como resultado, los habitantes de las ciudades superpobladas pueden padecer fatiga crónica, dificultad para concentrarse y una menor calidad de vida debido a su falta de sueño reparador. Es importante que los responsables políticos y los planificadores urbanos aborden estos factores para mejorar el bienestar general y la productividad de las poblaciones urbanas.

INICIATIVAS GLOBALES PARA LA MEJORA DE LA SALUD DEL SUEÑO

Un enfoque para gestionar la salud del sueño a escala mundial es la puesta en marcha de iniciativas integrales basadas en pruebas. Estas iniciativas se centran en la concienciación sobre la importancia del sueño, la promoción de hábitos de sueño saludables y el acceso a recursos e intervenciones para las personas que sufren trastornos del sueño. La Sociedad Mundial del Sueño ha elaborado directrices para médicos y público en general sobre cómo mejorar la salud del sueño y abordar los trastornos comunes del sueño. La Organización Mundial de la Salud también ha reconocido la importancia del sueño para promover la Salud y el bienestar generales y ha incluido objetivos relacionados con el sueño en su agenda global de Salud. Podemos trabajar para mejorar la calidad del sueño de las poblaciones de todo el mundo dando prioridad a la salud del sueño y poniendo en marcha iniciativas a nivel internacional.

CAMBIO CLIMÁTICO

El sueño y el cambio climático son cuestiones interconectadas que tienen implicaciones significativas tanto para la salud individual como para la sostenibilidad global. Las investigaciones demuestran que el aumento de las temperaturas globales y los fenómenos meteorológicos extremos causados por el cambio climático pueden alterar los patrones de sueño, lo que conduce a una disminución de la calidad y la duración del sueño para muchas personas. Esto puede tener graves consecuencias para la salud y el bienestar generales, ya que el sueño desempeña un papel crucial en la función cognitiva, la regulación del sistema inmunitario y la estabilidad emocional. Además, el consumo de energía asociado a la calefacción y refrigeración de nuestras viviendas contribuye a las emisiones de gases de efecto invernadero, lo que agrava el cambio climático y perturba nuestro sueño. Nuestros hábitos de sueño y el cambio climático afectan a nuestra capacidad para descansar y recargarnos.

EL IMPACTO DEL CALENTAMIENTO GLOBAL EN LOS PATRONES DE SUEÑO

El calentamiento global está afectando a los patrones de sueño en todo el mundo. A medida que aumentan las temperaturas, muchas personas tienen dificultades para conciliar el sueño o permanecer dormidas durante la noche. El hecho de que las temperaturas más cálidas puedan alterar el reloj interno del cuerpo, también conocido como ritmo circadiano, desempeña un papel crucial en la regulación de los ciclos de sueño-vigilia. El aumento de los fenómenos meteorológicos extremos y las catástrofes naturales causadas por el calentamiento global también pueden provocar alteraciones del sueño debidas al miedo o la ansiedad. Es importante que las personas y los responsables políticos aborden los efectos del calentamiento global en los patrones de sueño para dar prioridad a la salud y el bienestar de las personas en todo el mundo.

CATÁSTROFES RELACIONADAS CON EL CLIMA Y ALTERACIÓN DEL SUEÑO

Las catástrofes relacionadas con el clima pueden tener un profundo impacto en los patrones de sueño de las personas y en su bienestar general. Estos sucesos pueden alterar el sueño de distintas formas: desde catástrofes naturales como huracanes e incendios forestales hasta olas de calor extremo e inundaciones. El estrés y la ansiedad asociados a la preparación y recuperación de una catástrofe pueden provocar insomnio y pesadillas. Además, la exposición a temperaturas extremas o contaminantes puede afectar aún más a la calidad del sueño durante y después de una catástrofe relacionada con el clima. Como las catástrofes relacionadas con el clima siguen aumentando debido al cambio climático, es esencial que las personas y las comunidades den prioridad a la higiene del sueño y busquen apoyo para mitigar los efectos negativos sobre su sueño y su salud en general.

ADAPTAR LAS PRÁCTICAS DEL SUEÑO A UN ENTORNO CAMBIANTE

Los cambios en el entorno pueden tener un impacto significativo en nuestras prácticas de sueño, ya que las interrupciones en nuestra rutina, la exposición a la luz artificial y los cambios de temperatura pueden afectar a la calidad de nuestro. Para adaptarnos a estos retos es importante poner en práctica estrategias que promuevan hábitos de sueño saludables, como establecer una rutina constante a la hora de acostarse, limitar el tiempo de pantalla antes de dormir y crear un entorno confortable para dormir. Como medida complementaria, incorporar técnicas de relajación, como ejercicios de respiración consciente o ejercicios de respiración profunda, puede ayudar a calmar la mente antes de dormir. Si somos conscientes del impacto de nuestro entorno en el sueño y realizamos cambios proactivos en nuestras prácticas de sueño, podremos asegurarnos mejor una noche reparadora.

DIFERENCIAS DE GÉNERO

En estudios científicos, las diferencias de género en los patrones de sueño están bien documentadas. En general, las mujeres manifiestan más alteraciones del sueño y problemas para dormir que los hombres. Esto puede deberse a las fluctuaciones hormonales a lo largo del ciclo menstrual, así como a factores sociales, como una mayor responsabilidad en el cuidado y las tareas domésticas. Las mujeres también tienen más probabilidades de padecer insomnio y trastornos del sueño, como apnea del sueño y síndrome de piernas inquietas. Comprender estas diferencias de género en los patrones de sueño es importante para desarrollar intervenciones y tratamientos personalizados que mejoren la calidad del sueño y la salud general de hombres y mujeres.

PAUTAS Y NECESIDADES DE SUEÑO ESPECÍFICAS DE CADA SEXO

Los patrones y necesidades de sueño específicos de cada sexo han sido un tema de investigación en el campo de la ciencia del sueño durante años. Los estudios demuestran que las mujeres y los hombres tienen patrones biológicos diferentes que influyen en su comportamiento del sueño. Las mujeres suelen tener un mayor porcentaje de sueño REM y un sueño más profundo que los hombres. El hecho de que las mujeres experimenten trastornos del sueño como el insomnio se debe principalmente a las fluctuaciones hormonales a lo largo de su ciclo menstrual y durante el embarazo. Los hombres tienen una mayor prevalencia de apnea del sueño e insomnio. Comprender estas diferencias específicas de género es crucial para desarrollar intervenciones y tratamientos específicos que mejoren la calidad del sueño y la salud general tanto de hombres como de mujeres.

PREVALENCIA DE LOS TRASTORNOS DEL SUEÑO EN HOMBRES VS. MUJERES

Los estudios demuestran que existen diferencias entre mujeres y hombres en cuanto a la prevalencia de los trastornos del sueño. Las investigaciones sugieren que las mujeres tienen más probabilidades de padecer trastornos respiratorios del sueño y apnea del sueño, mientras que los hombres tienen más probabilidades de sufrir esta afección. Estas diferencias en la prevalencia pueden atribuirse a factores hormonales, como las fluctuaciones de los niveles de estrógeno y progesterona en las mujeres, así como a diferencias en la composición corporal y la anatomía de las vías respiratorias entre hombres y mujeres. Otros factores sociales, como las tareas laborales estresantes y las responsabilidades de cuidado, pueden contribuir a una mayor prevalencia de los trastornos del sueño en las mujeres. Esta diferencia de prevalencia es importante para desarrollar intervenciones específicas y estrategias de tratamiento para mejorar la calidad del sueño y los resultados generales de salud tanto en hombres como en mujeres.

LOS CICLOS HORMONALES Y SU IMPACTO EN EL SUEÑO FEMENINO

Uno de los aspectos clave de los patrones de sueño femenino es la influencia de los ciclos hormonales. Durante el ciclo menstrual de una mujer, las fluctuaciones de hormonas como el estrógeno y la progesterona pueden influir directamente en su calidad del sueño. Estos cambios hormonales pueden provocar síntomas como insomnio, sueño agitado o incluso mayor somnolencia durante determinadas fases del ciclo. Muchas mujeres experimentan alteraciones en los patrones de sueño durante la etapa premenstrual debido a los cambios en los niveles hormonales durante la semana. La menopausia es otro periodo importante en la vida de una mujer en el que los cambios hormonales pueden afectar significativamente a la calidad del sueño. Comprender la relación entre los ciclos hormonales y el sueño puede ayudar a los profesionales sanitarios a tratar mejor los problemas relacionados con el sueño en las mujeres.

TRATAMIENTO DEL DOLOR

El sueño desempeña un papel crucial en el tratamiento del dolor, ya que las investigaciones han demostrado que la falta de sueño de calidad puede aumentar la cantidad de dolor y aumentar la sensibilidad al dolor. Durante el sueño profundo, el organismo libera hormonas que ayudan a reducir la inflamación y favorecen la curación, al tiempo que permiten que los músculos se relajen y se reparen. La falta de sueño también reduce el umbral del dolor, lo que hace que las personas sean más susceptibles a sentir dolor. Por lo tanto, puede influir significativamente en el tratamiento del dolor y en el bienestar general dar prioridad a una buena higiene del sueño y mantener un horario de sueño constante. Es posible optimizar el sueño para minimizar el dolor y reducir al mínimo las molestias.

LA RELACIÓN BIDIRECCIONAL ENTRE EL SUEÑO Y EL DOLOR

Existe una relación bidireccional entre el sueño y el dolor: dormir mal puede aumentar los niveles de dolor, y el dolor crónico puede alterar los patrones de sueño. Cuando los individuos experimentan un sueño inadecuado, su umbral del dolor disminuye, lo que conduce a una mayor respuesta al dolor. Esto puede provocar una disminución de la tolerancia y una percepción elevada del dolor. Las enfermedades que cursan con dolor crónico, como la artritis, la fibromialgia o las migrañas, pueden alterar la calidad del sueño y causar problemas para conciliar el sueño o permanecer dormido durante toda la noche. A menudo, el sueño alterado también puede intensificar el dolor y crear un círculo vicioso que puede ser difícil de romper. Comprender y abordar esta relación bidireccional entre el sueño y el dolor es crucial para tratar eficazmente el dolor crónico y mejorar la calidad de vida general de las personas que sufren ambos problemas.

INTERVENCIONES DEL SUEÑO PARA PACIENTES CON DOLOR CRÓNICO

Se ha demostrado que la intervención en el sueño para el dolor crónico es beneficiosa tanto para mejorar la calidad del sueño como los niveles de dolor. Los estudios han demostrado que la terapia cognitivo-conductual puede ser especialmente eficaz para abordar estas cuestiones. La TCC-I pretende cambiar los pensamientos y comportamientos negativos que inhiben el sueño, como la preocupación excesiva por la falta de sueño o la dependencia de medicamentos para dormir. Al abordar estos factores, el paciente puede experimentar una mejora de los patrones de sueño y una reducción de la gravedad de los síntomas de dolor. También se ha demostrado que las técnicas de relajación y las prácticas de higiene del sueño ayudan a los pacientes con dolor crónico a mejorar el sueño. La integración de estas intervenciones en los planes de tratamiento de los pacientes con dolor crónico puede conducir a una mejora significativa tanto del sueño como del control del dolor.

EL PAPEL DEL SUEÑO EN LA PERCEPCIÓN DEL DOLOR

El papel del sueño en la percepción del dolor es una relación compleja y polifacética que ha sido objeto de numerosos estudios en los últimos años. La investigación ha demostrado que el sueño desempeña un papel fundamental en la capacidad del organismo para regular la percepción del dolor, ya que la privación crónica de sueño conduce a una mayor sensibilidad al dolor y a un aumento de las probabilidades de padecer dolencias crónicas. Se cree que esto se debe a la incapacidad del organismo para regular adecuadamente la inflamación y las hormonas del estrés cuando está privado de sueño, lo que conduce a una mayor percepción del dolor. Por el contrario, se ha demostrado que un sueño adecuado tiene un efecto positivo en la percepción del dolor, con estudios que demuestran que las personas que tienen un sueño reparador suficiente son más capaces de controlar y afrontar el dolor. Comprender la compleja relación entre el sueño y la percepción del dolor es fundamental para desarrollar tratamientos eficaces contra el dolor crónico y mejorar la calidad de vida general de las personas que lo padecen.

PROCESAMIENTO SENSORIAL

El sueño y el procesamiento sensorial están interconectados de formas complejas que repercuten en nuestra vida cotidiana. Durante el sueño profundo, el cerebro desconecta los estímulos externos, lo que le permite procesar e integrar la información recibida a lo largo del día. Este proceso es crucial para captar los recuerdos, controlar las emociones y restablecer las funciones cognitivas. Los estudios demuestran que la falta de sueño puede alterar el procesamiento sensorial, lo que provoca dificultades para procesar la información visual, auditiva y táctil. La disminución de los patrones de sueño también puede afectar a nuestra percepción del mundo que nos rodea, dando lugar a una mayor sensibilidad a los estímulos o a una menor capacidad para responder adecuadamente a la información sensorial. La relación entre el sueño y el procesamiento sensorial es esencial para mantener una función cognitiva y un bienestar general óptimos.

EL EFECTO DEL SUEÑO EN LA INTEGRACIÓN SENSORIAL

Un aspecto fascinante del sueño son sus efectos sobre la integración sensorial. La integración sensorial es la capacidad del cerebro para tomar información del entorno a través de nuestros sentidos y darle sentido. La investigación ha demostrado que un sueño adecuado desempeña un papel crucial en este proceso, ya que permite el correcto funcionamiento de las vías neuronales implicadas en el procesamiento sensorial. Cuando estamos privados de sueño, nuestra capacidad para integrar la información sensorial se ve mermada, lo que provoca problemas de concentración, memoria y toma de decisiones. Sin embargo, la falta de sueño también puede afectar a nuestra regulación emocional, haciéndonos más propensos a los cambios de humor y a mayores niveles de estrés. En general, la relación entre el sueño y la integración sensorial pone de relieve la importancia de descansar lo suficiente para lograr una función cognitiva y un bienestar general óptimos.

LA INFLUENCIA DE LOS TRASTORNOS SENSORIALES EN EL SUEÑO

Los trastornos sensoriales pueden afectar a la capacidad de conseguir un sueño reparador. Afecciones como la apnea del sueño, el síndrome de piernas inquietas y el dolor crónico pueden alterar el ciclo normal del sueño y causar somnolencia y fatiga durante el día. Para las personas con trastornos sensoriales, la calidad del sueño puede verse aún más comprometida por una mayor sensibilidad a estímulos como la luz, el ruido y la temperatura. Esto puede dificultarles conciliar el sueño a lo largo de la noche, lo que da lugar a una experiencia de sueño fragmentado y menos reparador. La presencia de trastornos sensoriales también puede exacerbar trastornos del sueño como el insomnio o la parálisis del sueño. De ahí que sea esencial que las personas con trastornos sensoriales colaboren estrechamente con profesionales sanitarios para desarrollar estrategias que les permitan controlar su afección y mejorar su calidad general del sueño.

ESTRATEGIAS DE SUEÑO PARA PERSONAS CON SENSIBILIDAD SENSORIAL

Algunas personas con sensibilidades sensoriales tienen dificultades para conciliar el sueño debido a su mayor exposición a estímulos como la luz, el ruido y el tacto. Para que un niño mejore su calidad del sueño, es importante poner en práctica estrategias de sueño específicas que tengan en cuenta sus necesidades sensoriales. Algunas estrategias eficaces son crear una rutina relajante antes de acostarse que incorpore experiencias sensoriales tranquilizadoras, como atenuar las luces, utilizar máquinas de ruido blanco para bloquear los sonidos externos y dormir sobre ropa de cama cómoda e hipoalergénica. Las personas con sensibilidades sensoriales también pueden beneficiarse de incorporar técnicas de relajación, como ejercicios de respiración profunda o relajación muscular progresiva, a su rutina de acostarse para ayudar a calmar su sistema nervioso y favorecer el sueño. Las personas con sensibilidades sensoriales pueden mejorar la calidad del sueño y el bienestar general incorporando estas estrategias de sueño adaptadas.

CREATIVIDAD

El sueño desempeña un papel crucial en el fomento del pensamiento creativo y la resolución de problemas. Los investigadores descubrieron que los individuos que habían descansado una noche entera eran más capaces de pensar de forma creativa e idear soluciones innovadoras a problemas complejos, en comparación con los que habían dormido poco. Porque durante las distintas fases del sueño el cerebro consolida los recuerdos y reorganiza la información, lo que conduce a una mejora de los procesos cognitivos y de la creatividad. Además, se ha demostrado que el sueño REM, caracterizado por sueños vívidos y movimientos oculares rápidos, es especialmente importante para el pensamiento creativo. Así que para maximizar nuestro potencial creativo es necesario dar prioridad a dormir de forma constante y con buena calidad cada noche.

RELACIÓN ENTRE EL SUEÑO Y EL PENSAMIENTO CREATIVO

Las investigaciones han demostrado que existe una estrecha relación entre los patrones de sueño y la creatividad. Cuando duermo bien, mi cerebro es capaz de consolidar recuerdos, procesar información y establecer conexiones entre conceptos aparentemente no relacionados. Esto aumenta la capacidad creativa y de resolución de problemas. La falta de sueño se ha asociado con una disminución de la función cognitiva, un deterioro de la toma de decisiones y una reducción de la creatividad. De hecho, los estudios demuestran que la privación de sueño puede tener un impacto significativo en el pensamiento creativo, ya que las personas privadas de sueño obtienen puntuaciones más bajas en las pruebas de pensamiento divergente y generación de ideas. Por lo tanto, es esencial que las personas den prioridad a dormir lo suficiente para maximizar su potencial creativo.

LA INCUBACIÓN DE SUEÑOS PARA LA RESOLUCIÓN DE PROBLEMAS

La incubación de sueños es una técnica utilizada para mejorar la resolución de problemas mediante el uso de los sueños. Al centrarse en una pregunta o un problema concretos antes de acostarse, las personas pueden preparar a su subconsciente para que trabaje en la búsqueda de una solución mientras duermen. La investigación ha demostrado que durante la fase de MOR del sueño, el cerebro está muy activo y puede ser más receptivo al pensamiento creativo. Si aprovechamos el poder de los sueños, podemos acceder a nuevas ideas y perspectivas que nos ayuden a afrontar los retos con nuevas perspectivas. La incubación de sueños es una poderosa herramienta que puede ayudar en el procesamiento cognitivo y la toma de decisiones, y proporciona un enfoque único para abordar problemas complejos.

EL PAPEL DE LA SIESTA EN LA MEJORA DE LA CREATIVIDAD

Las siestas están asociadas a la creatividad desde hace mucho tiempo. Las investigaciones han demostrado que la siesta mejora el pensamiento creativo y la capacidad de resolver problemas. Esto se debe a que la siesta permite a nuestro cerebro consolidar recuerdos y conectar ideas diferentes. Además, se ha descubierto que la siesta mejora el estado de ánimo y aumenta el estado de alerta, que son factores importantes para fomentar la creatividad. Si dejamos que nuestra mente se recargue y se relaje, podemos aprovechar nuestro potencial creativo y concebir nuevas ideas. Obviamente, la siesta desempeña un papel fundamental en la mejora de la creatividad y debería considerarse una parte importante de nuestra rutina diaria.

INTERACCIONES SOCIALES

El sueño y las interacciones sociales están estrechamente inter-relacionados, ya que la investigación ha demostrado que un sueño inadecuado o de mala calidad puede afectar significativamente a la capacidad de participar en interacciones sociales. La falta de sueño puede deteriorar la función cognitiva, lo que provoca dificultades para procesar las señales sociales, las emociones y la toma de decisiones sólidas. Además, la privación de sueño puede causar un aumento de la irritabilidad y cambios de humor que pueden provocar conflictos en las relaciones sociales. El sueño de calidad también es esencial para mantener la estabilidad emocional, la empatía y las habilidades de comunicación, que son cruciales para fomentar interacciones sociales positivas. Por tanto, para mantener unas relaciones sociales sanas y satisfactorias es crucial tener un sueño adecuado y reparador.

PRIVACIÓN DEL SUEÑO Y COMPORTAMIENTO SOCIAL

Se ha demostrado que la privación de sueño afecta mucho al comportamiento social. Cuando las personas no duermen lo suficiente, pueden experimentar un aumento de la irritabilidad, cambios de humor y un menor control de los impulsos. Esto puede provocar disputas y relaciones problemáticas. Además, las personas privadas de sueño pueden tener dificultades para interpretar con precisión las señales sociales y las expresiones faciales, lo que provoca malentendidos y falta de comunicación. Los cambios en el sueño también afectan negativamente a la cognición, como la toma de decisiones y la resolución de problemas, que afectan a la interacción social. Está claro que dormir lo suficiente es crucial para el comportamiento y las relaciones sociales.

INFLUENCIA DEL SUEÑO EN LA CAPACIDAD DE COMUNICACIÓN

El efecto del sueño en las habilidades comunicativas es un aspecto crucial que a menudo se pasa por alto. Las investigaciones han demostrado que la falta de sueño puede afectar negativamente a varios aspectos de la comunicación, como la fluidez verbal, la flexibilidad cognitiva y la inteligencia emocional. Cuando una persona está privada de sueño, a menudo le cuesta encontrar las palabras adecuadas, tiene dificultades para procesar la información con rapidez y siente una mayor reactividad emocional. Dormir bien también se ha relacionado con una mejora de las habilidades comunicativas, como una mayor capacidad de escucha, una mejor articulación y una mejor comunicación no verbal. Por tanto, dormir bien por la noche puede influir significativamente en la capacidad de comunicación y contribuir al éxito general en diversos contextos sociales y profesionales.

EL PAPEL DEL SUEÑO EN LA EMPATÍA Y LA INTELIGENCIA EMOCIONAL

Encontrado en el sitio de la editorial Harvard Health. Esta sección del ensayo explora el importante papel que desempeña el sueño en la inteligencia emocional. Los estudios han demostrado que la privación de sueño puede provocar una disminución de la inteligencia emocional, lo que dificulta a los individuos leer y responder a las emociones de los demás. La falta de sueño también afecta a la capacidad de empatizar con los demás y conectar emocionalmente. Esto se debe a que el sueño es esencial para regular las emociones y procesar las señales sociales. Dormir bien es crucial para mantener altos niveles de empatía e inteligencia emocional En conclusión.

EDUCACIÓN Y SENSIBILIZACIÓN

Para comprender y fomentar unos buenos hábitos de sueño son necesarios los siguientes componentes. Muchas personas no son conscientes de la importancia de dormir bien y de su efecto en el bienestar general. A través de la educación, las personas pueden conocer las distintas etapas del sueño, el papel del sueño en la consolidación de la memoria y el aprendizaje, y las posibles consecuencias de la privación crónica de sueño. La importancia de practicar una buena higiene del sueño puede ayudar a las personas a dar prioridad al sueño y a realizar los cambios necesarios en su estilo de vida para mejorar sus hábitos de sueño. Al reconocer la importancia de la educación y la concienciación sobre el sueño, las personas pueden tomar decisiones informadas y adoptar medidas proactivas para dar prioridad a su salud y bienestar generales.

LA IMPORTANCIA DE LA EDUCACIÓN SOBRE EL SUEÑO EN LAS ESCUELAS

Educar a los alumnos sobre la importancia del sueño en el entorno escolar es uno de los aspectos para garantizar una salud óptima del sueño. Las investigaciones han demostrado que los niños que no duermen lo suficiente corren mayor riesgo de sufrir consecuencias adversas, como bajo rendimiento académico, trastornos del estado de ánimo e incluso problemas crónicos de salud. Las escuelas pueden ayudar a los alumnos a comprender el impacto del sueño en su bienestar general Incorporando la educación sobre el sueño en el plan de estudios y Proporcionándoles las herramientas que necesitan para establecer hábitos de sueño saludables. La educación sobre el sueño también puede ayudar a disipar ideas erróneas comunes sobre el sueño y promover una cultura de establecimiento de un descanso y un cuidado personal prioritarios. En última instancia, los educadores pueden capacitar a los estudiantes para que tomen el control de su salud del sueño y se preparen para el éxito tanto académico como personal haciendo hincapié en la importancia del sueño en la escuela.

FORMACIÓN EN EL LUGAR DE TRABAJO SOBRE LA SALUD DEL SUEÑO

Utilizar la formación sobre la salud del sueño en el trabajo es esencial para promover el bienestar general y la productividad de los empleados. El sueño desempeña un papel crucial en la regulación del estado de ánimo y la función cognitiva y la salud en general. Los empresarios pueden ayudar a prevenir la fatiga, reducir el riesgo de accidentes y mejorar el rendimiento general en el trabajo educando a los empleados sobre la importancia de obtener una cantidad adecuada de sueño de calidad. La formación sobre prácticas de higiene del sueño, como establecer un horario de sueño coherente, crear una rutina relajante a la hora de acostarse y mantener un entorno confortable para dormir, puede ayudar a los empleados a mejorar la calidad del sueño y, en última instancia, la calidad de vida en general. Los proveedores que proporcionan información sobre las posibles consecuencias de la privación de sueño, como el deterioro de la toma de decisiones y un mayor riesgo de enfermedades crónicas, también pueden motivar a sus empleados para que den prioridad a su salud del sueño. Globalmente, la formación sobre la salud del sueño en el lugar de trabajo puede tener un impacto significativo en el bienestar de los empleados y en el éxito de la organización.

CAMPAÑAS DE SENSIBILIZACIÓN Y SU EFICACIA

Las campañas de sensibilización son una herramienta importante para educar al público sobre diversos temas de salud y fomentar el cambio de comportamiento. El uso de campañas de concienciación desempeña un papel crucial para informar al público sobre la importancia de dormir una cantidad adecuada de horas cada noche y sobre las posibles consecuencias de la privación crónica de sueño. Estas campañas suelen utilizar diversas plataformas mediáticas, como los medios sociales, la televisión y los anuncios impresos, para llegar a un público amplio. La investigación ha demostrado que las campañas de concienciación pública pueden ser eficaces para aumentar la sensibilización y el conocimiento sobre la importancia del sueño y motivar a las personas para que den prioridad a su salud del sueño. Esto pone de relieve la importancia de las campañas de concienciación pública como medio de promover hábitos de sueño más saludables y, en última instancia, de mejorar la salud pública.

CONCLUSIÓN

En conclusión, el estudio del sueño es un campo complejo y polifacético que sigue aportando valiosos conocimientos sobre la importancia del descanso para la salud y el bienestar humanos. Los investigadores han logrado avances significativos en la comprensión de los mecanismos y funciones del sueño, desde el papel del sueño REM en la consolidación de la memoria hasta el impacto de la privación de sueño en la cognición. A medida que aumenta nuestra comprensión del sueño, queda claro que un horario de sueño adecuado y reparador es crucial para mantener una salud física y mental óptima. Reconociendo la importancia del sueño e incorporando hábitos de sueño saludables a nuestras rutinas diarias, podemos mejorar nuestra calidad de vida en general y aspirar a un futuro más sano y productivo.

RESUMEN DE PUNTOS CLAVE SOBRE LA CIENCIA DEL SUEÑO

Para gozar de una salud óptima, comprender la ciencia que hay detrás del sueño es un requisito previo fundamental. Los puntos clave tratados en este ensayo incluyen la relación entre el sueño y el ritmo circadiano del cuerpo el papel de las distintas etapas del sueño en la consolidación de la memoria y la función cerebral el impacto del sueño en la regulación hormonal y la función del sistema inmunitario y la importancia. A medida que la investigación sigue descubriendo los intrincados mecanismos que intervienen en el sueño, cada vez está más claro que un buen descanso nocturno es crucial para mantener la salud mental y emocional. Las personas pueden mejorar su calidad de vida en general reconociendo la importancia de dormir bien y aplicando estrategias para mejorar la higiene del sueño.

LA IMPORTANCIA DE SEGUIR INVESTIGANDO SOBRE EL SUEÑO

La investigación sobre el sueño tiene importantes implicaciones para comprender los complejos mecanismos que rigen nuestros patrones de sueño y, en última instancia, nuestra salud en general. Numerosos estudios han demostrado que la falta de sueño puede tener graves consecuencias para nuestro bienestar mental y físico, incluido un mayor riesgo de enfermedades crónicas como la diabetes y la obesidad. La investigación sobre el sueño puede revelar cómo funcionan los cerebros durante las distintas fases del sueño, cómo pueden variar los patrones de sueño de una persona a otra y cómo pueden afectarnos las alteraciones de nuestros ritmos circadianos. Además, la investigación sobre el sueño también puede conducir al desarrollo de tratamientos más eficaces para trastornos del sueño como el insomnio y la apnea del sueño, que afectan a millones de personas. Por tanto, invertir en la investigación continua sobre el sueño es esencial para avanzar en nuestra comprensión de este proceso fisiológico vital y para mejorar la salud pública en general.

REFLEXIONES FINALES SOBRE EL PAPEL DEL SUEÑO EN LA SALUD Y EL BIENESTAR

Está claro que el sueño desempeña un papel crucial en el mantenimiento de la salud y el bienestar generales. Desde la regulación de las hormonas hasta la consolidación de los recuerdos, los beneficios del sueño para la salud física y mental son incontrovertibles. El sueño inadecuado se ha relacionado con numerosos problemas de salud, como la diabetes, las enfermedades cardiovasculares y los trastornos cognitivos. Por tanto, una higiene del sueño adecuada y un descanso nocturno confortable son esenciales para una salud y un bienestar óptimos. A medida que la investigación sigue descubriendo la compleja relación entre el sueño y la salud, está claro que obtener la cantidad recomendada de sueño de calidad cada noche debería ser una prioridad absoluta para las personas que desean mejorar su calidad de vida en general.

REFERENCIAS

Dennis T. Avery. 'El Calentamiento Global Imparable'. Cada 1.500 años, Siegfried Fred Singer, Rowman & Littlefield Publishers, 1/1/2007

David Kritchevsky. 'La nutrición y el adulto'. Macronutrientes Volumen 3A, Roslyn B. Alfin-Slater, Springer Science & Business Media, 12/6/2012

Steven Webb Dix. 'Mejorar el transporte por carretera'. Cambios propuestos, CreateSpace Independent Publishing Platform, 31/3/2009

Konrad Wolfgang Kallus. 'Cuestionario de recuperación y estrés para deportistas'. Manual del usuario, Michael Kellmann, Human Kinetics, 1/1/2001

Robert Stickgold. 'Sueño, memoria y aprendizaje, un número de Clínicas de Medicina del Sueño'. Elsevier Health Sciences, 28/3/2011

Cédric Weis. 'Salvados por la siesta'. Los grandes beneficios de una pequeña siesta, Brice Faraut, Scribe Publications, 1/5/2022

Bruno Silva. 'Tecnologías IoT para la atención sanitaria'. 8ª Conferencia Internacional de la EAI, HealthyIoT 2021, Evento Virtual, 24-26 de noviembre de 2021, Actas, Susanna Spinsante, Springer Nature, 22/3/2022

Diego García-Borreguero. 'Síndrome de piernas inquietas/Enfermedad de Willis Ekbom'. Consecuencias a largo plazo y manejo, Mauro Manconi, Springer New York, 19/07/2018

Henry Kellerman. 'Trastornos del sueño'. Insomnio y Narcolepsia, Brunner/Mazel, 1/1/1981

Sudhansu Chokroverty. 'Trastornos del sueño Parte II'. Pasquale Montagna, Elsevier, 27/11/2012

Matt T. Bianchi. 'La privación del sueño y la enfermedad'. Efectos en el cuerpo, el cerebro y el comportamiento, Springer Science & Business Media, 28/10/2013

216

Hugh Selsick. 'Trastornos del sueño en pacientes psiquiátricos'. Una Guía Práctica, Springer, 6/7/2018

Milton Kramer. 'Sueño y enfermedad mental'. S.R. Pandi-Perumal, Cambridge University Press, 4/1/2010

Sushmita Pamidi. 'Salud metabólica en el sueño normal y anormal'. Jonathan C. Jun, Frontiers Media SA, 21/5/2020

Sudhansu Chokroverty. 'Medicina de los trastornos del sueño'. Ciencia básica, consideraciones técnicas y aspectos clínicos, Butterworth-Heinemann, 22/10/2013

William G Domhoff. 'El estudio científico de los sueños'. Redes neuronales, desarrollo cognitivo y análisis de contenido, G. William Domhoff, Asociación Americana de Psicología, 1/1/2003

Sigmund Freud. 'La interpretación de los sueños'. G. Allen & Unwin, 1/1/1915

D. Cohen. 'Sueño y sueño'. Orígenes, Naturaleza y Funciones, Elsevier, 22/10/2013

Federico Bermúdez-Rattoni. 'Plasticidad neuronal y memoria'. De los genes a la imagen cerebral, CRC Press, 17/4/2007

Christopher A. Lowry. 'Evolución, biodiversidad y reevaluación de la hipótesis de la higiene'. Graham A. W. Rook, Springer Nature, 24/3/2022

René Drucker-Colin. 'Las funciones del sueño'. Elsevier, 12/2/2012

Mary A. Carskadon. 'Patrones de sueño en la adolescencia'. Influencias biológicas, sociales y psicológicas, Cambridge University Press, 7/11/2002

John L. Carroll. 'El sueño en los niños'. Cambios evolutivos en los patrones del sueño, segunda edición, Carole Marcus, CRC Press, 19/2/2008

Valarie King. 'Contextos familiares del sueño y la salud a lo largo de la vida'. Susan M. McHale, Springer, 24/10/2017

Donna Petersen. 'Fundamentos de la salud del sueño'. F. Javier Nieto, Prensa Académica, 11/11/2021

217

Allan Pack. 'Genética y sueño, un número de las Clínicas de Medicina del Sueño'. Genetics and Sleep, An Issue of Sleep Medicine Clinics, Elsevier Health Sciences, 28/06/2011

Consejo de Alimentación y Nutrición. 'Componentes alimentarios para mejorar el rendimiento'. An Evaluation of Potential Performance-Enhancing Food Components for Operational Rations, Institute of Medicine, National Academies Press, 2/1/1994.

R. J. Reiter. 'La glándula pineal'. Actas del Simposio Internacional, Jerusalén, 14-17 de noviembre de 1977, I. Nir, Springer, 1/7/2015

Douglas Arthur Nitz. 'Liberación de neurotransmisores en el sueño y la vigilia'. Universidad de California, Los Angeles, 1/1/1995

S. R. Pandi-Perumal. 'Neuroquímica del sueño y la vigilia'. Jaime Monti, Cambridge University Press, 17/1/2008

Charles A. Czeisler. 'Fisiología circadiana humana'. Organización interna de los ritmos de sueño-vigilia y neuroendocrinos de la temperatura monitorizados en un entorno libre de señales horarias, Universidad de Stanford, 1/1/1978

Wilse B. Webb. 'Ritmos Biológicos, Sueño y Rendimiento'. Wiley, 1/1/1982

Brenda Rollins 'Cómo escribir un ensayo narrativo'. Aula Completa Press, 5/1/2013

Karl Doghramji. 'Parálisis del sueño'. Perspectivas históricas, psicológicas y médicas, Brian A. Sharpless, Oxford University Press, 1/1/2015

Consejo de Política de Ciencias de la Salud. 'Trastornos del sueño y privación del sueño'. An Unmet Public Health Problem, Instituto de Medicina, National Academies Press, 13/10/2006

J. Allan Hobson. 'Soñar'. Una introducción a la ciencia del sueño, Oxford University Press, 1/1/2002

218

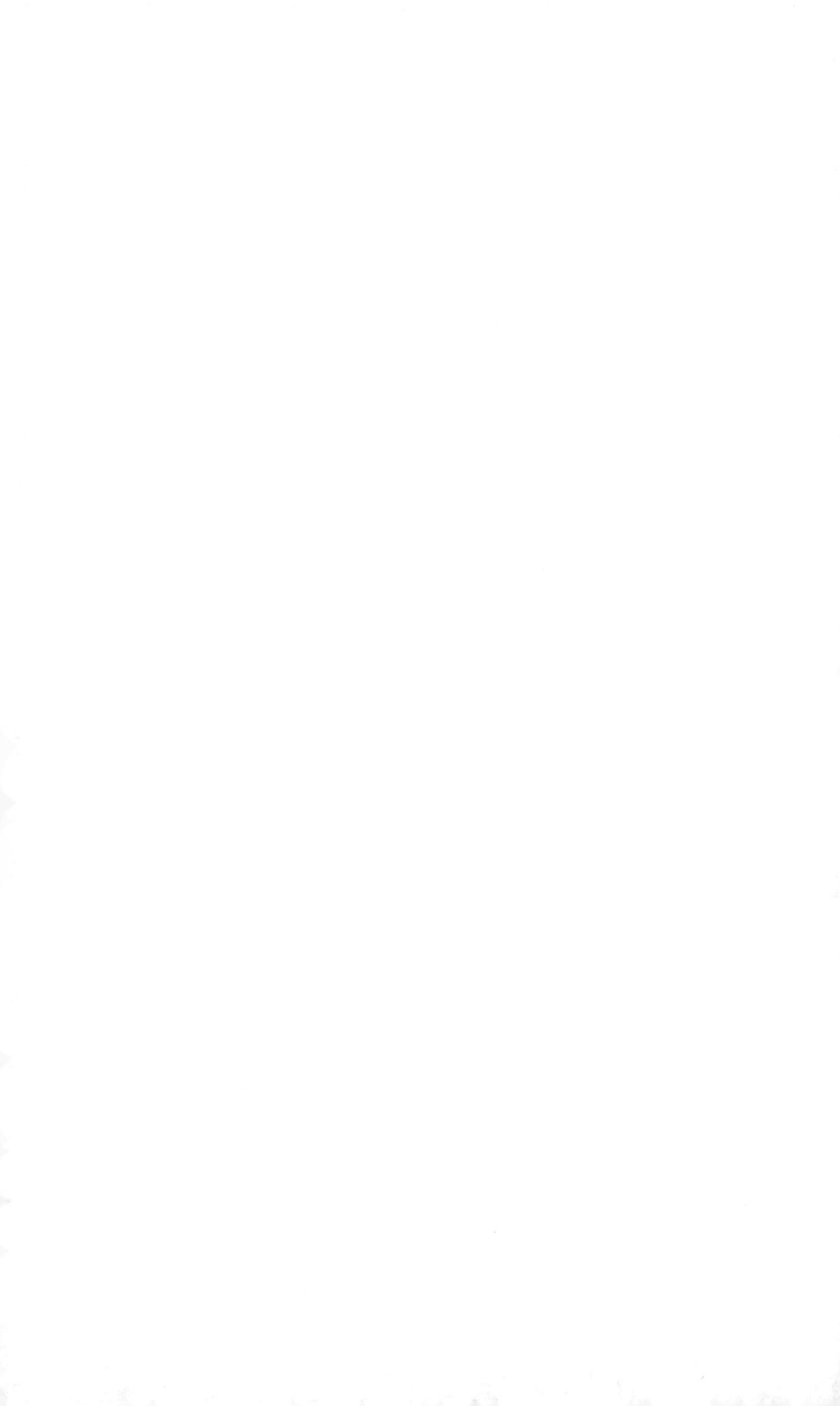